„Wer heilt, hat recht,

auch wenn es anderen nicht gefällt."

In Liebe widme ich dieses Buch
Dir, liebe Leserin und Dir lieber Leser,
sowie allen, die mithelfen, es zu verbreiten und
damit zur Aktion „Lebensbaum" der
Umweltinitiative BRUDER BAUM beitragen.

Kary Nowak

Gründer der Umweltorganisation „Bruder Baum"
Unabhängiger Bundespräsidentschaftskandidat 1998
Autor des Bestsellers „Krebsheiler packen aus"

Der Erlös aus dem Verkauf des Buches fließt
zur Gänze in die Aktion „Lebensbaum"
der Initiative „Bruder Baum".
Die große Vision:
Jedem Kind seinen Baum
Jeder Gemeinde ihren Wald

Kary Nowak

verbotene
WUNDERMITTEL

Vom Anti-Covid-Spray bis zur
Schluckimpfung gegen Krebs

Der Autor dieses Buches und auch die hier zitierten Autoren geben weder medizinische Ratschläge noch empfehlen sie die Anwendung eines bestimmten Mittels oder einer bestimmten Behandlung für Krankheiten. Ärzte und andere Experten auf dem Gebiet der Gesundheit vertreten unterschiedliche Meinungen. Es werden auch keine Diagnosen erstellt oder Therapievorschläge gemacht. Es werden lediglich neue Informationen angeboten, um die Zusammenarbeit mit Deinem Arzt auf der gemeinsamen Suche nach Gesundheit zu unterstützen.

Wenn Du diese Informationen ohne Arzt anwendest, so behandelst Du Dich selbst. Ein Recht, das Dir genauso zusteht, wie die freie Wahl der Therapie und des Arztes. Die Verantwortung dafür trägst Du allein. Denn diese, manchmal recht schwierigen Entscheidungen, können Dir in Wahrheit weder Dein Arzt noch der Autor dieses Buches oder die zitierten Autoren abnehmen.

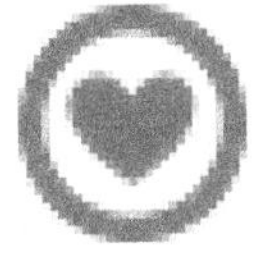

Danke! Danke! Danke!

Tausendmal Danke meiner liebevollen Oma, die mich schon als Knirps voll respektierte und in mir die Liebe zur Sprache weckte. Tausendmal Danke meinem hochbegabten Vater, der mich schon als Vierjährigen dazu ermutigte, vor vielen Menschen zu sprechen und mich mit seiner Liebe zu den Geschöpfen des Waldes, der Wiesen und Bäche ansteckte. Tausendmal Danke meiner verantwortungsbewussten Mutter, die mir Zuverlässigkeit und Disziplin vorlebte und immer für mich da war.

Tausendmal Danke meiner geliebten Edeltraud, unseren drei erwachsenen Kindern Dominik, Felix und Sonja, sowie allen meinen Freunden, Mentoren, Kunden und Sponsoren, die es mir immer wieder ermöglichten, ein selbstbestimmtes Leben zum Wohle des Ganzen zu führen.

Vielen, herzlichen Dank allen jenen Autoren und Autorinnen, die bei den Artikeln zitiert und/oder im Literaturverzeichnis genannt wurden. Ihre Artikel, Bücher und Webseiten haben mich mit ihren Beiträgen zu meinen Botschaften, Geschichten und Anregungen inspiriert und mir viel Arbeit erspart.

Aus dem Inhalt

Mein lieber Schatz!

Herzlich willkommen in meiner Leserfamilie! „Du hast gerade mein neues Buch gekauft oder vielleicht von jemandem geschenkt bekommen! Damit hast Du aus einem völlig „nutzlosen Halbfabrikat" ein wertvolles Endprodukt gemacht. Und deshalb bist Du jetzt mit gutem Recht „mein lieber Schatz"!

Mein Versprechen: Auch wenn Dich meine hier beschriebenen „verbotenen Wundermittel" nur zu einer einzigen Aktion ermutigen, die Dein Leben dauerhaft verbessert, wird es Dir bereits hundertmal mehr bringen, als Du für dieses Buch investiert hast!

Mein Herzenswunsch: Dass sich (ähnlich wie bei meinem Bestseller „Krebsheiler packen aus") tausende Menschen von meinen Anregungen inspirieren lassen und die Lektionen beherzigen. Staune über die Beiträge und lass Dich von mir zum Tun ermutigen. Nimm dieses Buch überall mit: ins Kaffeehaus, in Warteräumen, in den Urlaub, sodass andere neugierig werden und Dich ansprechen. Ja, und besonders großartig wäre es, wenn Du zwei weitere Exemplare kaufst und diese Deinen besten Freunden/ Freundinnen u./o. Kollegen/Kolleginnen schenkst!

Sie werden sich bestimmt freuen und Dir ein Vielfaches an Freude zurückgeben! Auch ich freu mich natürlich. Denn je mehr Menschen dieses Buch selbst entdecken oder geschenkt bekommen, desto weniger Werbekosten haben wir - und können den Preis des Buchs so günstig belassen, dass es sich jeder leisten kann!

Und wenn die beiden Menschen, denen Du mit diesem Buch eine Freude gemacht hast, es Dir nachmachen und ebenfalls zwei Bücher verschenken, dann wird es sich so genial verbreiten wie der Same des Löwenzahns! Es ist so einfach.

Das Recht auf Gesundheit

Jeder Mensch hat das Recht auf einen Lebensstandard, der ihm und seiner Familie Gesundheit gewährt, einschließlich ärztlicher Versorgung. So steht es in der allgemeinen Erklärung der Menschenrechte. Dennoch haben es natürliche und alternative Heilmittel schwer, öffentlich bekannt zu werden, denn sie verletzen die Interessen mächtiger Menschen und Unternehmen. Pharmakonzerne investieren Milliarden von Euro in ihre Forschungen, um patentierbare Medikamente und Therapien zu entwickeln. Im Optimalfall können sie weltweit vermarktet werden, denn schließlich sollen sich die Investitionen ja auszahlen.

Aus rein monetärer Sicht sind echte Heilmittel für Big Pharma uninteressant, weil schlecht für das Geschäft. Zudem dürfen die Medikamente nicht zu wirkungsvoll sein, denn: Nur solange die Kundschaft krank ist, sprudeln die Einnahmen.

„Wundermittel" wie die hier beschriebenen können nicht nur kostengünstig hergestellt werden, sondern sind auch einfach anzuwenden. Die Pharmakonzerne und die von ihnen finanzierten Wissenschaftler haben nicht nur Angst, von einfachen und wirkungsvollen Mitteln bloßgestellt zu werden, sondern auch von den möglichen Umsatzverlusten und tun daher alles, um diese totzuschweigen, lächerlich zu machen oder gar zu verbieten. Es ist an der Zeit, dass wir uns das nicht mehr gefallen lassen und auf unser Herz hören.

♥ ♥ ♥

*Namhafte Ärzte sind sich darin einig, dass alle Krankheiten eine geistig-seelische Ursache haben (Bücher: „Krebs – Krankheit der Seele", „Die Seele heilt den Menschen", Krankheit als Weg"). Wenn Du zum Beispiel – so wie viele Menschen – einen Hang zu Selbstbestrafung hast, dann wirst Du erst dann nachhaltige Erfolge im Leben haben, sobald Du dieses „Programm" deaktiviert hast. Mehr dazu in meinem Buch **„Der Schuld und Sühne Unfug"** – mehr dazu am Ende dieses Buches.*

Im Zeitalter der Lüge

„Wahrheit wird erst belächelt,
dann bekämpft und schließlich offenkundig."
(Arthur Schopenhauer)

Begonnen hatte alles in der Hainburger Au. Dort sollte ein Donaukraftwerk gebaut werden. Gegen den erbitterten Widerstand der damals noch sehr mutigen Österreicher und Österreicherinnen.

Einige Monate lang gehörte ich auch dazu und lernte dabei eine Reihe großartiger Menschen kennen, wie z.B. Bernd Lötsch, Friedensreich Hundertwasser und den Nobelpreisträger Konrad Lorenz.

„Wir leben im Zeitalter der Lüge!" rief letzterer den Aktivisten zu. „Der normale Bürger hat keine Chance mehr, zu erkennen, was wahr ist und was nicht."

Käme er heute zurück, würde ihm vermutlich der Mund offenbleiben. Denn 1984 kamen alle im ORF und in den großen Zeitungen in gleichem Umfang zu Wort. Im Vergleich zu den Corona-Jahren 2020/21 hatten wir 1984 noch ein „Wahrheitsparadies".

Wir organisieren gemeinsam mit dem Radfahrer-Club ARGUS eine Sternfahrt in die Hainburger Au und hängten dort unter Begleitung eines ORF-Teams (!) vierzig große, weiße Tafeln auf die Bäume. Die Aufschrift lautete: „Hier und jetzt beginnt der Nationalpark Donau-March-Thaya-Auen!"

Die Auwaldschützer hatten die Kronenzeitung hinter sich, und der ORF berichtete täglich relativ objektiv über das menschliche Drama in der Au. Davon können wir heute nur träumen. Denn im Jahr 2021 ist es für jeden von uns eine besondere Ehre, als „Verschwörungstheoretiker" bezeichnet zu werden.

Eine der mächtigsten Bastionen dieser neuen, unbequemen Spezies ist Servus-TV und dessen Chef Dr. Ferdinand Wegscheider. Zum 20-jährigen Jahrestag der Terroranschläge auf die Türme des World Trade Centers in New York City (9/11) gab er am 11.9.2021 in seiner wöchentlichen Satire-Sendung „Der Wegscheider" folgendes zum Besten (Auszug):

„Auf den Tag genau sind wir alle via Fernsehen Zeugen der 9/11 Anschläge in den USA geworden. Und heute, zwei Jahrzehnte später, da weiß doch jeder denkende Bürger, dass sich diese Anschläge

genauso abgespielt haben, wie wir sie damals via Fernsehen in unsere Wohnzimmer geliefert bekommen haben."

Danach geht Dr. Wegscheider auf die verschiedenen Ungereimtheiten bei 9/11 ein, die von tausenden Experten in aller Welt aufgedeckt wurden und schließt mit dem kuriosesten aller Widersprüche:

„Stunden später ist in der Nähe der World Trade Center Türme aus mysteriösen Gründen ein weiteres Hochhaus ohne Fremdeinwirkung in sich zusammengefallen. Eine Fernsehreporterin der BBC hatte von diesem Einsturz live berichtet, obwohl das Gebäude hinter ihr noch gar nicht eingestürzt war."

... und baut dann die Brücke zur aktuellen Situation:

„Denn ich denke mir, wer die einzig mögliche und wahre Version von 9/11 anzweifelt, der zweifelt möglicherweise sogar daran, dass wir zurzeit die schlimmste Pandemie der Geschichte erleben und dass Lockdowns ebenso wirksam sind wie die Corona-Impfung."

... zeigt den einen wesentlichen Unterschied zwischen dem Aufdeckungsgrad bei 9/11 und Corona auf:

„Wer vor einem Jahr angemerkt hat, dass Lockdowns nichts bringen, aber enormen Schaden anrichten, wurde vom Mainstream als „Schwurbler" diffamiert. Mittlerweise bestätigt selbst die WHO, dass Lockdowns nutzlos sind, vom angerichteten Schaden ganz zu schweigen."

... und weiter mit: „Wer schon 2020 kritisiert hat, dass die Zählung der Corona-Toten getürkt wird und dass auch die Intensiv-Patienten falsch gezählt werden, ist als besonders schlimmer „Verschwörungstäter" denunziert worden.

Mittlerweile räumt selbst die WHO ein, dass bis zu 80 Prozent der angeblichen Corona-Toten falsch gezählt wurden. Und es fliegt nach und nach auf, dass sowohl bei der Zahl der Intensivbetten als auch der Intensivpatienten bewusst gelogen wurde."

... und fasst dann wie folgt zusammen:

„All diese angeblichen Verschwörungstheorien sind längst Realität geworden.

Längst ist klar, dass – natürlich im Dienst der guten Sache – gelogen wurde und wird, dass sich die Balken biegen."

Den ganzen „Wegscheider" vom 11.9.2021 findest Du im Internet – einfach nach „ServusTV Wegscheider" suchen.

Auf der Suche nach der Wahrheit

Um mehr Licht ins Dunkel zu bringen, schickte ServusTV den hoch angesehenen Linzer Virologe Professor Martin Haditsch zweimal auf eine Reise um den Globus. Sein Ziel: führende Wissenschaftler, wie den Nobelpreisträger Michael Levitt zu treffen und aus erster Hand Antworten auf die drängenden Fragen zum Ausbruch und der Bekämpfung des Coronavirus zu bekommen.

Das Ergebnis: exklusive Interviews, unbequeme Antworten, mit neuen Perspektiven auf die Pandemie und aktuelle Maßnahmen im Kampf gegen Corona.

Der Linzer Professor DDr. Martin Haditsch ist ein ausgewiesener Experte, weltweit vernetzt, Facharzt für Hygiene und Mikrobiologie, Infektiologie und Tropenmedizin, Virologie und Infektionsepidemio-logie. Die komplette Aufzeichnung seiner Reisen und Interviews findest Du im Internet unter

„Corona – auf der Suche nach der Wahrheit"

Die Gefährlichkeit von Covid-19 wurde maßlos überschätzt. 99% der Bevölkerung waren und sind davon kaum betroffen. Die Gesamtsterblichkeit im Jahr 2020 war geringer als jene im Grippe-Jahr 2018. Ohne die dubiosen PCR-Tests hätten wir das grippeähnliche „Labor-Virus" kaum bemerkt.

„Wir haben keine zweite Welle, wir haben einen Labor-Tsunami." sagte Univ.-Prof. Dr. med. Petra Apfalter anlässlich einer Pressekonferenz der OÖ Ärztekammer im Oktober 2020. Denn PCR-positiv Getestete gelten auch laut WHO (!!) weder als krank noch als infiziert oder ansteckend!

Ungeachtet dessen sind die rechtswidrig falschen „Neuinfizierten" und die getürkten Spitalszahlen weiterhin die einzige Grundlage der Regierung für ihre zerstörerische „Corona-Agenda":

- Maskenzwang, Quarantäne, Schutz-Anzüge, getürkte Intensivbetten*- und Sterbezahlen (an oder MIT Corona ???) täuschen extreme Gefährlichkeit vor und machen ständig Angst.

*) nur 3,4 % der deutschen Intensivbetten waren 2020 von Corona-Patienten belegt! In Österreich ticken die Uhren auch nicht viel anders.

- Hoch angesehene Ärzte und andere Experten, die auf die Fakten hinweisen, werden ignoriert bis diffamiert, völlig verzweifelte Maßnahmen-Verweigerer kriminalisiert.
- Mit jedem weiteren „Maßnahmen-Tag" verlieren mehr Menschen ihre Gesundheit, ihren Arbeitsplatz oder ihre Existenz.
- Die viel zu wenig erforschte Corona-Impfung, die 99 von 100 Menschen keinen Nutzen bringt, wird als „einzige Lösung" verkauft.

Dass es andere Lösungen gibt und der einzige Nutzen dieses größten und riskantesten Menschenversuchs aller Zeiten darin besteht, hunderte Milliarden an Steuergeldern in die Kassen von Big Pharma zu spülen, zeigen die nächsten beiden Artikel.

Lieber Leser, liebe Leserin!

*Bist Du bereit, einiges,
woran Millionen Menschen glauben,
in Frage zu stellen und damit vielleicht auch Dein
eigenes Weltbild ins Wanken zu bringen?
Dann wirst Du mit diesem Buch
viel Freude haben!*

Asthma-Spray als Corona Game-Changer?

„Die Heilung trat rasant ein, und zwar in allen Altersgruppen!" (Dr. med. Lisa Maria Kellermayr)

Die junge Notdienstärztin aus Oberösterreich behandelte hunderte Covid-Patienten erfolgreich mit einem Asthma-Spray. Dennoch wird sie von Wissenschaft, Politik und Medien ignoriert bis belächelt – einzige Ausnahme: Die ganze Woche!

Immer mehr Menschen rennen der Ärztin die Tür ein. Der Grund: Dr. Lisa Maria Kellermayr (35) verschreibt ihren Covid-Patienten einen Asthma-Spray mit dem Wirkstoff Budesonid und erreicht damit ausgezeichnete Heilerfolge. Ihre reichen Erfahrungen untermauern auch eine Studie der Universität Oxford mit nur 73 Covid-Patienten. Denn sie behandelte bereits die zigfache Anzahl davon mit Ihrem neuen „Game-Changer".

Damit steht uns eine einfache, sichere, gut untersuchte und kostengünstige Erstbehandlung der Symptome von Covid-19 zur Verfügung.

Doch in Wissenschaft, Politik und Mainstream-Medien interessiert sich kein Schwein dafür.

Das ärgerte die Ärztin so sehr, dass sie auf Facebook die Frage stellte: „Hätten wir Menschenleben retten können, wenn ich ein älterer Herr wäre?"

Nein, das hätten wir nicht. Denn würde auch nur ein einziges Medikament gegen Covid-19 offiziell lassen werden, wären die Notzulassungen für experimentellen Corona-Impfstoffe sofort hinfällig und ein Zig-Milliardengeschäft im Eimer. (Anm. d. Red.)

Begonnen hat Dr. Kellermayr im Frühjahr 2020, aber da gab es noch nicht so viele Patienten wie im Herbst. Mitte Oktober gab es dann schon viel mehr Kranke und daher auch mehr Covid-Behandlungen mit dem tausendfach bewährten Spray.

„Die Wirkung war so auffällig, dass ich im Oktober bei einer Fortbildung auch Kollegen davon berichtet habe. Vor allem Hausärzte waren froh, dass überhaupt jemand was sagt, weil bis dahin keiner eine Empfehlung ausgesprochen hatte. Über so gute Erfolge in der frühen Phase kann nur ein Hausarzt berichten, weil ein Spitalsarzt keine Patienten in diesem Stadium zu sehen bekommt.

Von „Oben" gefragt werden aber immer nur die Herren Professoren von der Uni-Klinik, die nie einen Patienten so früh behandelt haben."

Das perfekte Erste Hilfe-Mittel

Die Hoffnung unter Ärzten, schwere Verläufe mit dem kortisonhältigen Asthma-Medikament Budesonid deutlich zu verringern, ist groß. Erste wissenschaftliche Studien untermauern dies nun, denn Budesonid senkt die Zahl der ACE2-Rezeptoren in den Atemwegen.

Das gebe, so die Mediziner, dem Virus weniger Möglichkeiten, an die Zellen der Atemwege anzudocken und in diese einzudringen, um dort seine DNA abzulegen und sich zu vermehren. Das Virus könne sich so viel weniger ausbreiten, weil das Immunsystem mehr Zeit für die Herstellung spezieller Antikörper bekomme.

Damit diese Wirkung erreicht werden kann, muss Budesonid in den ersten drei Tagen gleich nach dem Auftreten der ersten Symptome eingeatmet werden.

Für Die Oxford-Studie bekamen 73 Covid-Patienten sieben Tage lang Budesonid (0,0016 Gramm/Tag) zweimal täglich zu Inhalieren.

Neben der viel geringeren Zahl an schweren Covid-Verläufen (- 90 Prozent !!) kam es nur selten zu Nebenwirkungen und „Long Covid" (Symptome wie Atembeschwerden, Müdigkeit, Muskelschmerzen u. neurologische Probleme).

Für die offizielle Zulassung von Budesonid (das sich als Asma-Spray schon hunderttausendfach bewährt hat !!) als Covid-19-Therapie durch die Europäische Arzneimittel Agentur (EMA) bedürfe es aber noch weiterer Studien mit mehr Patienten, heißt es von der Österreichischen Gesellschaft für Lungengesundheit.

Für das größte und gefährlichste Impf-Experiment in der Geschichte der Menschheit gelten solche harten Maßstäbe natürlich nicht.

Aus der Not geboren

„Wir waren ein kompaktes Team von Corona-Notdienstärzten, die zu den Patienten nach Hause gefahren sind. Dabei habe ich mich mit einem mir gut bekannten Lungenfacharzt ausgetauscht.

Er hat oft mit Asthmatikern zu tun und jetzt auch mit Corona-Patienten. Die Idee wurde aus der Not geboren. Es gab nichts, das explizit für diese Krankheit zugelassen wurde. Also mussten wir auf ein Medikament zurückgreifen, das eigentlich für eine andere Krankheit gedacht war.

In dem Falls schien es mir logisch, wenn ein Patient Reizhusten hat, der durch einen Entzündungsreiz ausgelöst wird, dass ich ihm einen anti-entzündlichen Inhalator verordne. Nicht alle Inhalatoren wirken gleich und auch die Nebenwirkungen sind unterschiedlich, also haben wir es mit dem Wirkstoff Budesonid versucht. Wir haben uns davon Heilerfolge versprochen, und die traten auch ein, und zwar rasant in allen Altersgruppen."

Den Spray auch vorbeugend zu nehmen, sollte man auf keinen Fall, meint die Ärztin. „Er soll nur genommen werden, wenn der Patient eine Lungensymptomatik aufweist."

Hinzu kommt, dass die Einnahme und der weitere Verlauf von einem Arzt beobachtet werden soll. Für ein Selbstexperiment eignet sich der Budesonid Inhalator daher eher nicht.

Woher wusste Kellermayr, dass der Inhalator mit dieser Substanz hilft? „Ich habe gesehen, dass Patienten, die andere Produkte verwendeten, schwere Verläufe hatten, aber dieser Inhalator auffällig gut gewirkt hat." Den Gedanken, dass sie Großartiges entdeckt habe, hatte sich nicht: „Ich bin kein Genie oder super gescheit, aber ich hatte so viele Corona-Dienste und demzufolge auch viel Erfahrung."

Bis 2020 hat sie als Reha-Ärztin in Bad Ischl (OÖ) gearbeitet, also äußerst idyllisch. „Als Ärzte für Corona-Haubesuche gesucht wurden, habe ich mich gemeldet, weil in er Reha ohnehin wenig los war. Ich hatte das Gefühl, dass ich gebraucht werde und wollte etwas tun.

Ich habe bis März 2021 etwa 1.300 Dienststunden als Corona-Notdienstärztin geleistet, oft mit einer 100-Stunden-Woche. Im gesamten Dezember hatte ich nur drei Tage frei. Weihnachten oder Sylvester gab es für mich nicht.

Dafür konnte ich extrem viele Erfahrungen mit dem Krankheitsbild sammeln, inklusive der Wirkung des Budesonid-Inhalators."

Es hat mir das Herz zerrissen

Die junge Notärztin hätte gerne eine Studie während ihres Wirkens für die Covid-Kranken gemacht, es war aber nicht möglich. Denn dafür hatte sie einfach keine Zeit. „Bei mir haben am Höhepunkt pro 12-Stunden-Dienst mehr als 50 Menschen angerufen. Oft hat es mir das Herz zerrissen, weil ich nicht zu jedem hinfahren konnte. Ich habe die Menschen am Telefon Stufen steigen lassen, um herauszufinden, wer mich dringender braucht." Außerdem hätte sie für so eine wissenschaftliche Studie gar nicht die erforderliche Infrastruktur gehabt.

An der jüngst veröffentlichen Oxford-Studie wurde seit Sommer 2020 gearbeitet, und zwar nur mit 73 Patienten. Dr. Kellermayr hatte ein Zigfaches der in der Studie behandelten Patienten zu betreuen. Von den Verantwortlichen fühlt sich zu wenig gehört. „In den sozialen Medien geht allerdings die Post ab. Ich arbeite derzeit (April 2021) als Vertretungsärztin und kann nicht sagen, in welcher Ordination, weil bei mir sonst die Hölle los wäre. Aber weder von Seiten der Politik, der Forschung oder von der Krankenkasse hat sich jemand bei mir gemeldet. Also niemand von denen, die jetzt aktiv werden sollten."

Zusammenfassung: Der Asthma-Spray Budesonid könnte für tausende Menschen die mit Abstand beste Erstbehandlung bei Covid-19 sein und senkt darüber hinaus das Risiko für einen schweren Verlauf um 90 Prozent! Ginge es in der Europäischen Arzneimittelbehörde mit rechten Dingen zu, müsste es schon lange eine Zulassung für diese geniale Erste-Hilfe-Therapie bei Covid-19 geben, oder?
Quelle des Interviews: Die ganze WOCHE 16/21

Alte Entwurmungskur als neues Wundermittel

„Du kannst einige Leute die ganze Zeit zum Narren halten und alle Leute eine Zeit lang.
Doch alle Leute die ganze Zeit zum Narren halten, das kann kannst du nicht." (Abraham Lincoln)

Seit dem Auftauchen von Covid-19 prüfen Ärztinnen und Ärzte auf der ganzen Welt, welche Arzneimittel dagegen helfen könnten. Dann wurden sie in dem bereits milliardenfach als Entwurmungsmittel bewährten Ivermectin fündig. Obwohl großflächige Feldstudien (um ein Vielfaches größer, als jene für die experimentellen Genspritzen) dessen Wirksamkeit nahelegen, sperren sich Arzneimittelbehörden und WHO gegen seine breite Anwendung.

In den USA und Europa erfolgt dessen Einsatz daher nur über Initiativen verantwortungsvoller Mediziner und Wissenschaftler und deshalb bisher nicht wirklich großflächig. Andere Länder waren mutiger: In Indien, Brasilien, Mexiko und Uruguay gingen die Fallzahlen nach Verteilungskampagnen stark zurück.

Indien senkt Fall- und Sterbezahlen

Indien hat schon langjährige Erfahrungen mit dem bewährten Arzneimittel. Nach der Entdeckung der Wirksamkeit von Ivermectin bei der Behandlung von Covid-19 im Juni 2020 und den anschließenden umfangreichen Tests gab der größte Bundesstaat des Landes, Uttar Pradesh (über 230 Millionen Einwohner), im August bekannt, dass er die Hydroxychloroquin-Therapie zur Prävention und Behandlung von COVID-19 durch Ivermectin ersetzt.

Im Dezember 2020 hatte Uttar Pradesh, das kostenloses Ivermectin für die häusliche Pflege verteilte, mit 0,26 pro 100.000 Einwohner die zweitniedrigste Sterblichkeitsrate in Indien. Nur der Bundesstaat Bihar mit 128 Millionen Einwohnern war noch niedriger, und auch dort wurde Ivermectin empfohlen. Zusätzlich gab es dort ein günstiges Arzneimittel-Set mit dem Namen „Ziverdo Kit", das um 2,65 Dollar pro Person verkauft wurde.

Ab Januar 2021 begann die negative Propaganda gegen Ivermectin durch Big Pharma und „deren" Wissenschaftler. Die Folge war, dass viele Ärzte aufhörten, Ivermectin zu verwenden.

Das führte dazu, dass keine frühzeitige Behandlung zu Hause mehr stattfand und die Patienten erst in einem späten Stadium ins Spital kamen. Gleichzeitig wurde mit der Impfkampagne begonnen, und die Fall- und Todeszahlen gingen in die Höhe.

Das änderte sich erst wieder, als Indiens wichtigste Gesundheitsinstitution, das „All India Institute of Medical Sciences (AIIMS)", im April 2021 Ivermectin zur frühzeitigen Heimbehandlung bei milden und moderaten Erkrankungen erneut empfahl.

Milliardenfach bewährt

Ivermectin ist ein weltbekanntes, von der FDA (der Arzneimittelbehörde der USA) zugelassenes Antiparasiten-Medikament, das seit mehr als vier Jahrzehnten erfolgreich zur Behandlung der sog. „Flussblindheit" und anderen parasitären Krankheiten eingesetzt wird. Es ist eines der sichersten Medikamente der Welt. Es steht auf der Liste der essentiellen Arzneimittel der WHO (Weltgesundheitsorganisation), wurde weltweit 3,7 Milliarden Mal angewendet und erhielt sogar einen Nobelpreis für seine globalen und historischen positiven Auswirkungen auf die Ausrottung endemischer parasitärer Infektionen und Erkrankungen in vielen Teilen der ganzen Welt.

Eine schnell wachsende medizinische Evidenzbasis, die die einzigartige und hochwirksame Fähigkeit von Ivermectin zeigt, die SARS-CoV-2-Replikation zu hemmen und Entzündungen zu unterdrücken, veranlasste eine Reihe namhafter Wissenschaftler, Ivermectin zur Vorbeugung und Behandlung von COVID-19 in allen Stadien wärmstens zu empfehlen.

Ungeachtet dessen ist Ivermectin noch immer nicht von der FDA und/oder der EMA (der europäischen Arzneimittelbehörde) für die Behandlung von COVID-19 zugelassen. Im Gegenteil: Es wird alles getan, um den breiten Einsatz des heilsbringenden „Wundermittels" zu verhindern.

Riesenerfolg in Mexiko wird ignoriert

Eine neue Studie entkräftet auch den Einwand, dass bisherige Erhebungen zu wenige Fälle beobachteten. In Mexiko-Stadt wurden über 200.000 Fälle von Covid-19 beobachtet, etwa 156.000 vor dem Einsatz von Ivermectin und rund 77.000 danach – wobei nur 18.000 Teilnehmer das Arzneimittel bekamen. Die Studie hat somit eine Größe, die mit allen Phase-3-Studien sämtlicher Covid-Impfstoffe vergleichbar ist.

Seit der Einführung von Ivermectin gab es 68 Prozent weniger Hospitalisierungen, bei belegter Einnahme von Ivermectin waren es sogar 74 Prozent! Die Studienautoren gehen von einem um 50 bis 76 Prozent niedrigeren Risiko schwerer Verläufe aus.

Diese Studie ist kein Einzelfall: Schon nach der Freigabe in Peru im Mai 2020 fielen die Todesraten in acht Regionen um 64 bis 91 Prozent! Sogar bei Patienten, die über lange anhaltende Symptome klagten, konnte eine zwei- bis viertägige Einnahme fast durchwegs Abhilfe schaffen.

Nahezu weitere 50 Studien kommen stets zum selben Schluss: Egal in welchem Stadium Ivermectin verabreicht wird, es hilft bei der Eindämmung. Britische Forscher fanden heraus, dass sogar eine prophylaktische Einnahme das Infektionsrisiko um durchschnittlich 86 Prozent senkt.

Die Großversuche in Indien und Mexiko sollten genügen, um Ivermectin weltweit als wirksame Behandlung anzuerkennen. Dann müssten allerdings den Covid- Impfstoffen die Notfalls- bzw. bedingte Zulassung entzogen werden.

Auch die Ausnahme von der EU-Gentechnikverordnung wäre ungültig, ebenso die *„Durchführung klinischer Prüfungen mit genetisch veränderten Organismen enthaltenden oder aus solchen bestehenden Humanarzneimitteln"* müsste gestoppt werden.

Denn diese Ausnahmegenehmigungen enden, sobald die *„beispiellose gesundheitlichen Notlage"* nicht mehr gegeben ist. Wenn es aber ein wirksames Medikament gibt, dann kann von Notlage keine Rede mehr sein. Genau deshalb wird Ivermectin so vehement bekämpft.

Mehr über Ivermectin einschließlich Bezugsquellen bei der FLCCC Alliance mit „Lebensrettenden Protokollen zur Vorbeugung und Behandlung von COVID-19". www.covid19criticalcare.com/de

Keiner soll später sagen, er hätte es nicht gewusst:

Diese Information kann Leben retten.
Deren Verbreitung zu behindern,
ist ein Verbrechen.

Naturheilmittel - die Todfeinde von Big Pharma

*„Deine Lebensmittel mögen
deine Heilmittel sein."*
(Hippokrates)

Alle Jahre wieder berichten die Medien über eine neue „wissenschaftliche" Studie, die besagt, dass die ergänzende Einnahme von Vitaminen keine gesundheitlichen Vorteile bringt. Ähnliches wird auch immer wieder über Lebensmitteln aus biologischem Anbau kolportiert.

„Ich glaube nur an Statistiken, die ich selbst gefälscht habe.", soll Winston Churchill einmal gesagt haben. Das Gleiche gilt heute für Studien. Denn fast immer sind sie von Big Pharma, deren Lobbyisten oder von anderen großen Profiteuren finanziert und enthalten deshalb immer nur die halbe Wahrheit. Laut Michael Gorbatschow ist die halbe Wahrheit jedoch die gefährlichste Lüge.

Die Fakten: Wenn wir uns aus der Natur oder biologisch ernähren oder Nahrungsergänzungen schlucken, dann bringt uns das sehr wohl einiges und ist nicht nur, wie oft abwertend behauptet wird „teurer Urin". Folgendes ist allerdings zu beachten, damit diese Behauptung hält:

Erstens: Vitamine und andere Vitalstoffe wirken am besten im natürlichen Verbund – also in natürlich, naturnah oder biologisch gewachsenen, sonngengereiften, frischen und rohen Früchten, Gemüsesorten, Pilzen, etc. Bei einigen Formen der Verarbeitung (wie z.B. beim Fermentieren) bleibt fast alles erhalten oder kann sogar noch besser aufgenommen werden, bei andern (wie z.B. beim Kochen, Backen und Braten) nicht.

Für Milchprodukte und Eier gilt sinngemäß das Gleiche. Der Verzehr von Fisch und Fleisch, vor allem von Säugtieren, sollte aus physiologischen* und ökologischen** Gründen bei maximal 10 Prozent liegen.

**) Wir haben keinen Raubtiermagen mit „scharfen" Enzymen, dafür aber Mahlzähne und einen viel längeren Darm. Fisch und Fleisch verdauen wir daher nicht nur wesentlich schlechter als Pflanzliches, sondern es entstehen dabei auch mehr giftige Stoffwechselabfälle, die unseren Körper stark belasten. Schonendes Garen, langsam essen und gut Kauen v. Fleisch sind daher ein Muss.*

***) Umwelt- und Tierschutzorganisationen schätzen, dass das Herstellen, Transportieren und Entsorgen von Futtermitteln und tierischer Nahrung für die Hälfte aller ökologischen Probleme des Planeten Erde verantwortlich ist. Den Verzehr zu begrenzen ist daher der beste Umwelt- und Naturschutz.*

Zweitens: Wasserlösliche Vitamine (wie z.B. Vitamin C) stehen unserem Körper nur für kurze Zeit zur Verfügung und müssen daher mehrmals täglich zugeführt werden. Es gibt allerdings auch gepuffertes Vitamin-C, das nach und nach 24 Stunden lang für den Körper verfügbar ist. Fettlösliche Vitamine (wie Vitamin A) werden besser vom Körper aufgenommen, wenn wir gleichzeitig ein wenig gutes Öl zu uns nehmen. Bei Nahrungsergänzungen sind die liposomalen Produkte den anderen vorzuziehen.

Drittens: Vom „in den Mund stecken" der Nahrung bis zur Verarbeitung in unseren Körperzellen ist ein weiter, hürdenreicher Weg, auf dem vieles und manchmal sogar alles verloren geht. Daher

- reichlich reines Wasser trinken (täglich 1/3 bis ½ Liter pro 10 kg Körpergewicht).
- erst essen, wenn „der Engel des Appetits Dich gerufen hat". Eine Portion fester Nahrung sollte maximal die Größe Deiner Faust haben.

- Zu schnell, zu viel, zu oft sind die Ursachen für einen chronischen Darmschaden.
- Daher zuerst kosten, jeden Bissen gut kauen und erst schlucken, wenn es ein Brei ist.

Viertens: Die offiziell „empfohlenen", täglichen Höchstmengen für Vitalstoffe sind nur selten ausreichend. Auch das ist eine Form des Verbots. Meist wird (viel) mehr gebraucht werden, vor allem dann, wenn der Darm bereits geschädigt ist. Dann helfen nur noch hochdosierte Vitamine und andere Vitalstoffe – am besten in Form von Infusionen durch Deinen Arzt oder Therapeuten.

Ein teurer Spaß

Nach so vielen unverlangten „Belehrungen" ist eine kleine Belohnung fällig – und hier ist sie: Es war einmal eine große Feier auf einem uralten Donaudampfer, der schon vor längerer Zeit am Wiener Donaukanal für immer seine Anker gelichtet hatte – die Geburtstagsfeier zu meinem 60er. Ich hatte alle meine Gäste ausdrücklich gebeten, mir keine Geschenke zu kaufen, sondern mit einer Spende zu den Kosten für die Miete des Schiffes beizutragen. Doch nur wenige hielten sich daran.

Neben viel unnützem Zeug kauften mir gleich zwei meiner Freunde je ein Exemplar des Coelho-Büchleins „Handbuch des Kriegers des Lichts" – als Bestätigung meines Lebensweges oder als Aufforderung? Andere bemühten sich mit mehr oder weniger originellen Zeichnungen und Gedichten – so wie die Volksschulkinder am Muttertag – mich und andere zu beeindrucken.

Eines der Geschenke werde ich aber niemals vergessen: Die Einlage einer jungen, hübschen, nur spärlich bekleidete Bauchtänzerin! Jiri, ein in Tschechien geborener, immer gut aufgelegter junger Mann, dachte offenbar, mir damit eine besondere Freude zu machen.

Keine Ahnung, ob das junge Mädchen einen klaren Auftrag hatte, was sie alles machen sollte oder ob es ihr spontan eingefallen ist – doch plötzlich lief sie auf mich zu und sprang mir so in die Arme, dass ich sie auffangen musste!

Ich war so überrascht, dass ich die junge Frau beinahe auf den Boden fallen ließ, denn sie brachte etwa gleich viele Kilo auf die Waage wie ich! Meine Reflexe zwangen mich aber zum Zupacken, auch wenn ich dabei fast in die Knie ging. Die Überraschung war also perfekt, das Vergnügen leider nicht. Denn ein paar Wochen später bekam ich plötzlich Schmerzen in beiden Knien, die nicht mehr verschwinden wollten.

Da ich den Vorfall bei meiner Geburtstagsfeier offenbar verdrängt hatte, begab ich mich nicht in ein Unfallkrankenhaus, sondern ins Hietzinger Spital und ließ mich dort untersuchen. Der diensthabende Arzt macht Röntgenaufnahmen von meinen Knien, Zehen und Fingern und stellte dann fest, dass es keine eindeutigen Anzeichen für Rheuma, eine Arthrose oder Arthritis gäbe.

Sicherheitshalber wollte er mir aber gleich ein schweres Antirheumatikum verschreiben, das ich dann mein ganzes Leben lang einnehmen müsste. Ich bedankte mich und suchte nach anderen Lösungen. Noch am gleichen Tag fiel mir ein, dass ich vor kurzem einen jungen Arzt kennen gelernt hatte, der sich mit der damals noch ganz jungen Hyperthermie

befasste und sie auch in seiner Praxis in Wien anbot und auch heute noch tut. Bei der Hyperthermie wird der ganze Körper so erhitzt, dass eine Art künstliches

Fieber entsteht. Fieber ist bei der vollständigen Heilung von vielen Erkrankungen unerlässlich - vor allem bei Krebs, bei schweren Erkältungskrankheiten und besonders bei „Long Covid".

Dr. Ralf Kleef, so heißt der Arzt, konnte und wollte mir nichts versprechen, sagte aber: „Ein Versuch ist es wert." Das Fieber allein heilt aber noch keine Krankheiten und auch keine Verletzungen. Da müssen auch noch reichlich Vitamine, Mineralien und andere Vitalstoffe dazu kommen, sowie viel Flüssigkeit und Sauerstoff. Genau diesen Cocktail bekam ich bei jeder Behandlung als lange Infusion

Nach dreimal Infusionen und Schwitzen bis zum Abwinken, das eine Menge Geld kostete, waren die Schmerzen weg – und kamen nie wieder. So gesehen was das Ganze also spottbillig! Denn ein Leben lang schwere und teure Medikamente schlucken, deren Nebenwirkungen meinen ganzen Körper vergiften, hätte um ein Vielfaches mehr gekostet.

Die Lektion: Hochdosierte Vitamine und andere Vitalstoffe in Form von Fusionen bei gleichzeitigem (künstlichem) Fieber, sind ein unbezahlbarer Schatz, den es noch in viel größerem Umfang zu heben gilt.

Mit „hochdosiert" zum Wundermittel

Vitamin-C-Therapie in der Hausarztpraxis

Im Frühjahr 2010 gab mir (Dr. med. Jochen Handel) eine befreundete Heilpraktikerin ein kleines Fläschchen in die Hand und sagte zu mir: „Das wird Dir sicher noch viel nützen, lieber Jochen." Ich schaute es mir skeptisch und etwas ungläubig an: Es enthielt eine Vitamin-C-Infusionslösung. 7,5 g Ascorbinsäure gelöst in 50 ml Injektionslösung.

Ich stellte das Fläschchen auf meinen Schreibtisch, begann zu recherchieren und fiel aus allen Wolken! Denn das, was ich erfuhr, fand in all den Jahren meines Medizinstudiums und meiner Tätigkeit in zahlreichen Kliniken nicht einmal am Rande Erwähnung.

Vitamin C verlängert das Leben. Diese einfache Erkenntnis hatten Forscher aus Los Angeles bereits im Jahre 1992 publiziert! Wer kein Vitamin C zu sich nimmt, stirbt im Verlauf von Wochen, Monaten oder Jahren an der Vitamin-C-Mangelkrankheit Skorbut.

Das ist klar, und das lernen Mediziner auch in ihrem Studium. Aber was die kalifornischen Forscher herausfanden, war, dass Menschen, die höhere Dosen Vitamin C einnahmen, durchschnittlich sechs Jahre länger lebten als solche, die auf die Nahrungsergänzung verzichteten. Und das, obwohl sie gar keinen Skorbut hatten.

Nobelpreise rund um Vitamin C

Die Symptome des Skorbuts sind blaue Flecken schon bei geringfügiger Berührung, Blutungen der Haut und der Schleimhäute, Infektanfälligkeit, Zahnfleischbluten, Entzündungen der Gelenke, verzögerte Wundheilung, allgemeine Auszehrung und zunehmender Kräfteverfall.

Der Ungar Albert Szent-Györgyi schaffte es im Jahr 1926 als Erster, das Vitamin C aus Paprika und Kohl zu isolieren. 1933 klärte Walter Norman Haworth auch die chemische Struktur auf. Beide erhielten dafür 1937 den Nobelpreis für Medizin und Chemie.

Wissenschaftler fanden heraus, dass Vitamin C in höheren Dosierungen als jene, die nur das „Existenzminimum" sichern, das Leben verlängert, die Intelligenz steigert, die Wundheilung beschleunigt, vor Krebs schützt und vieles mehr.

Warum wird die heilsame Wirkung von Vitamin C nicht anerkannt?

Die allgemeine Anerkennung der positiven Wirkungen von Vitamin C würde wohl das höchst profitable Geschäft mit Medikamenten und chronischen Krankheiten empfindlich treffen, weshalb die etablierte Ärzteschaft, die Krankenkassen und der offenbar parteiische Gesetzgeber dies mit allen Mitteln der „Demokratie" zu verhindern weiß. Und das seit mittlerweile über 80 Jahren.

Fallberichte aus der naturkundlichen Praxis

Nachdem ich mein erstes Vitamin-C-Fläschchen hatte, testete ich die Sache zunächst an mir selbst und wendete sie im Anschluss daran an immer mehr Patienten an. Mit jeder Vitamin-C-Hochdosis-Therapie, die ich einem Patienten geben konnte, wuchs meine Begeisterung für diese so einfache, preiswerte und nahezu nebenwirkungsfreie Therapieform, die – zwar nicht immer, aber sehr oft – deutliche, äußerst positive Wirkungen mit sich brachte.

Was bedeutet „Hochdosis-Therapie?"

Mit der „Vitamin-C-Hochdosis-Therapie" sind im Allgemeinen hochdosierte Vitamin-C-Infusionen gemeint (ab 7,5 g bis – in Ausnahmefällen – 100 g Vitamin C pro Infusion), die man sich vom Arzt oder Heilpraktiker geben lassen kann. Es ist also nicht die orale Einnahme von hohen Vitamin-C-Dosen gemeint. Diese sind zwar auch möglich, führen aber eher zu Unverträglichkeiten, wie etwa Durchfall, der jedoch innerhalb weniger Tage wieder verschwindet (wenn man sich an die hohen Dosen gewöhnt hat).

Danach folgen Empfehlungen in Bezug auf die orale Einnahme von Vitamin C und erstaunliche Fallberichte zur Vitamin-C-Hochdosis-Therapie aus der hausärztlichen Praxis von Dr. med. Jochen Handel.

Mehr dazu bei www.zentrum-der-gesundheit.de – einfach oben ins Suchfeld „Die Vitamin-C-Therapie in der Hausarztpraxis" eingeben.

Volkskrankheit Vitamin-D-Mangel

Immer mehr Menschen haben einen Vitamin-C-Mangel und sind dann anfälliger für alle möglichen Krankheiten – vor allem für alle Erkrankungen der Atemwege, inklusive Covid-19, aber auch für zu hohe Cholesterinwerte und Arteriosklerose. Schlimmer ist es nur noch beim Vitamin D3. Denn da sind bis zu 90% aller Mitteleuropäer nicht nur im Winter stark unterversorgt (< 30 Mikrogramm/ml).

Vitamin D3 (Cholecalciferol), wird durch UV-B-Strahlen im Sonnenlicht in unseren Hautzellen erzeugt. Es hat im Körper die Funktion eines Prohormons und wird über eine Zwischenstufe in das Hormon Calcitriol umgewandelt.

Vitamin D3 ist unentbehrlich für die Kalzium-aufnahme aus der Nahrung. Bei ausreichender Ca-Versorgung regt Vitamin D3 nicht nur die Knochenbildung an, sondern auch jene der Zähne, Gelenke, Sehnen und Muskeln. Vor allem aber ist Vitamin D3 eine Art „FI-Schalter" für ALLE Körperzellen. Ist zu wenig verfügbar, fallen wir in eine Art Winterschlaf.

Bei Vitamin-D-Mangel wird das in der Nahrung enthaltene Kalzium nur unzureichend vom Körper aufgenommen. Eine Unterversorgung mit Kalzium führt zu Störungen des Nervensystems und einer zunehmenden Entkalkung des Skeletts, die besonders bei älteren Menschen Osteoporose (Sturzrisiko, Knochenbrüche) zur Folge haben kann.

Aktuelle wissenschaftliche Erkenntnisse weisen außerdem darauf hin, dass eine unzureichende Vitamin-D3-Versorgung das Entstehen von Herz-Kreislauf-Erkrankungen, Diabetes, Bluthochdruck, Schlaganfall, Demenz, Alzheimer, Depressionen, und Infektionskrankheiten begünstigt.

Chronischer Vitamin-D-Mangel kann auch zu Allergien, Asthma, Rheuma, Arthritis, Erkältungen, Krämpfe, Muskel-, Rücken- und Kopfschmerzen, Migräne, Fibromyalgie, Haarausfall bei Frauen, Kältegefühl in Händen und Füßen, brüchigen Fingernägeln, chronischer Müdigkeit, Multiple Sklerose, Parkinson, Tuberkulose, Rachitis, Zahnproblemen, Karies, verschiedenen Krebsarten, sowie zu einer früheren Sterblichkeit führen.

Das Fatale ist, dass die ersten Mangel-Symptome oft erst nach 15 bis 20 Jahren auftreten.

Viele Ärzte sind ahnungslos

Warum wird die Bevölkerung nicht aufgeklärt? Dr. med. Raimund von Helden: „Es ist erschütternd, dass diese Tatsachen in der praktizierten Medizin unberücksichtigt blieben, obwohl die wissenschaftlichen Erkenntnisse klar und eindeutig sind. Vitamin-D-Mangel als Ursache vieler Erkrankungen ist bei der Mehrzahl der Ärzte völlig unbekannt."

Prof. Dr. med. Jörg Spitz: 95% der deutschen Ärzte lassen bei Vorsorgeuntersuchungen und selbst bei schweren Krankheiten wie Diabetes, Osteoporose, Brust- und Darmkrebs Vitamin D nicht bestimmen."

Dr. med. Bernd M. Löffler: „In Deutschland könnte man allein beim Krebs 100 Milliarden Euro pro Jahr durch Vitamin D einsparen. Dieses Nichthandeln der Verantwortlichen ist ein Skandal und kommt einer vorsätzlichen Körperverletzung gleich."

Würden unsere Politiker nur halb so viel in die Vitamin-D-Aufklärung stecken als in die Propaganda für kaum erforschte Corona-Genspritzen, die uns gerade eine böse Überraschungen nach der andern liefern, könnten wir uns viel Leid durch Krankheiten und viele Milliarden an Steuergeldern ersparen!

Der menschliche Körper kann bei ausreichender Sonneneinstrahlung seinen gesamten Vitamin-D-Bedarf selbst herstellen. Die Höhe des Sonnenstands ist dabei ein entscheidender Faktor. Nördlich des 45. Breitengrads (Norditalien) kann daher von Oktober bis März kein Vitamin D3 in der Haut gebildet werden. Nur unterhalb des 37. Breitengrads (Sizilien) ist eine ausreichende Vitamin-D-Bio-Synthese über das ganze Jahr möglich.

Sonne tanken + D3 schlucken!

Dazu kommt noch unser Leben in geschlossenen Räumen, in Autos, Zügen und Bussen, hinter Glas bei künstlichem Licht oder im Freien oft unter einer UV-B-Licht filternden Smogglocke, die konsequente Benutzung von Sonnencremen (= Null Vitamin D3) und vollständige Bekleidung unter freiem Himmel.

Die Sonnentherapie ist uralt. Auch Hippokrates empfahl schon das tägliche Sonnenbaden. Im April die Haut langsam an die Sonne gewöhnen und dann bis September täglich Mittagsonne tanken, speziell von Juni bis August von 11 bis 16 Uhr, je nach Hauttyp 5 bis 30 Minuten pro Tag und mindestens dreimal pro Woche. Mehr dazu bei

www.vitamindelta.de/sonnendauer.html

Wird der ganze Körper (idealerweise wechselweise in Rücken- und Bauchlage mit Kopf im Schatten) besonnt, können bei einem einzigen Sonnenbad 10-20.000 IE Vitamin D3 getankt werden. Zehnmal Sonnenbaden reichen also gerade aus, um die Speicher für rund zwei Monate zu füllen. Beim Sonnen am Vor- und Nachmittag, sowie im Frühjahr und im Spätsommer braucht es dafür zwei- bis dreimal so viel Sonnenbäder.

Quelle: „Volkskrankheit D3-Mangel" von Edi Zieger

Vitamin D3 hochdosiert

Wann sollte Vitamin D3 hochdosiert eingenommen werden und wieviel? Schaust Du in den aktuellen wissenschaftlichen Ratgebern zu Vitamin D3 nach und vergleichst die Dosierungsangaben mit den konservativen Empfehlungen, wie zum Beispiel der Deutschen Gesellschaft für Ernährung, ist kaum zu übersehen, wie weit die Zahlen auseinanderklaffen.

Während viele Therapeuten bei starkem Vitamin-D-Mangel Vitamin D3 in Dosen bis zu 300.000 IE einsetzen, liegen die offiziellen Empfehlungen bei gerade mal 800 IE. Wie ist das zu erklären? Die folgenden Zeilen bringen vielleicht mehr Klarheit.

Wann wird D3 hochdosiert eingesetzt?

Grundsätzlich sind drei verschiedene Formen der Vitamin-D3-Therapie zu unterscheiden:

- die Anfangs- oder auch Stoßtherapie zur Aufsättigung nach einem Vitamin-D-Mangel,
- die Erhaltungstherapie und/oder Prävention eines Vitamin-D-Mangels und
- die Therapie schwerer Krankheiten

In der Anfangstherapie ist es das Ziel, den Vitamin-D3-Spiegel rasch wieder anzuheben und den Mangel in möglichst kurzer Zeit zu beheben. Hier ist es sinnvoll, Vitamin D3 sehr hochdosiert einzusetzen. Uneinigkeit herrscht lediglich bezüglich der genauen Mengen und Zeitpunkte der Gaben.

In der Erhaltungstherapie wird hochdosiertes Vitamin D3 vor allem im klinischen Umfeld als Wochendosis oder sogar Monatsdosis eingesetzt.

Ich liebe die Sonne und vertrage sie auch gut. Deshalb nutze ich im Sommer jede Gelegenheit für ein Sonnenbad auf unserer Terrasse und oft auch beim Wandern. Deshalb nehme ich von Mai bis September kein Vitamin D3 ein. Von Oktober bis

April nehme ich 5.000 IE + 200 Mikrogramm K2 täglich. Wer nicht oder kaum sonnenbadet, sollte sich diese Dosis auch im Sommer gönnen.

Bei einigen schweren Krankheiten – wie zum Beispiel Multipler Sklerose – kann hochdosiertes Vitamin D3 helfen, die Symptome der Krankheit stark abzumildern. Hochdosiertes Vitamin D3 hat in diesem Bereich ein extremes Potential, das derzeit noch zu wenig erforscht ist. Hier wird Vitamin D3 dauerhaft in hohen Dosen genommen, wobei dazu geraten wird, dies unter ärztlicher Aufsicht zu tun, um eine Überdosierung zu vermeiden.

Literatur:

Vitamin D: Immer wenn es um Leben oder Tod geht von Dr. Jörg Spitz, Sebastian Weiß

Superhormon Vitamin D: *So aktivieren Sie Ihren Schutzschild gegen chronische Erkrankungen von Dr. med. Jörg Spitz*

Gesund in sieben Tagen*: Erfolge mit der Vitamin-D-Therapie von Raimund von Helden*

Hochdosiert: *Die wundersamen Auswirkungen extrem hoher Dosen von Vitamin D3, dem Sonnenscheinhormon - Mein 1 Jahr dauerndes Experiment mit 100.000 IE/Tag von Jeff T. Bowles*

52

Die Borax-Verschwörung
Das Aus für die Arthrose-Heilung

Ein simples Hausmittel früherer Zeiten scheint das Potenzial zu haben, Big Pharma das Geschäft zu ruinieren.

Wahrscheinlich ist es deshalb nun auf der schwarzen Liste gelandet. Schwer vorstellbar, dass ein simples billiges Insektenmittel und Waschpulver-Tensid namens „Borax" imstande sein soll, unser gesamtes Wirtschaftssystem im Alleingang zu Fall zu bringen. Doch keine Sorge: Die Gefahr ist erkannt, und die nötigen Gegenmaßnahmen sind eingeleitet. Die Lage ist unter Kontrolle. Wenn Du die ganze Geschichte gelesen hast, wirst Du verstehen, was ich meine.

Borax ist ein in der Natur vorkommendes Mineral, das abgebaut und zu verschiedenen Borverbindungen verarbeitet wird. Die Hauptvorkommen von Borax liegen in der Türkei und in Kalifornien.

Durch das Natrium hat Borax-Lösung einen pH-Wert von 9-10 (pH 7 ist neutral), ist also stark alkalisch. Im Magen reagiert Borax mit Salzsäure zu Borsäure und

Natriumchlorid. Borverbindungen werden rasch und fast vollständig mit dem Urin wieder ausgeschieden. Borax enthält 11,3 Prozent Bor, Borsäure dagegen 17,5 Prozent. Früher wurde Borsäure gern zur Konservierung von Lebensmitteln benutzt. Inzwischen darf sie dafür in den meisten Ländern nicht mehr verwendet werden.

Unter Schulmedizinern gilt es als unbekannt, ob Bor für Menschen lebensnotwendig ist. Forschungsergebnisse legen aber nahe, dass wir es benötigen. Leicht herauszubekommen war das nicht, weil Bor in allen Pflanzen und unverarbeiteten Lebensmitteln enthalten ist. Eine Ernährung mit ausreichend frischem Obst und Gemüse versorgt uns mit zwei bis fünf Milligramm Bor pro Tag, wobei die Menge auch davon abhängt, wo und wie die Lebensmittel angebaut wurden.

Bewohner westlicher Länder nehmen aber durchschnittlich nur ein bis zwei Milligramm Bor pro Tag zu sich. Patienten in Krankenhäusern erhalten unter Umständen lediglich 0,25 Milligramm pro Tag. Chemische Dünger hemmen die Aufnahme des Minerals aus dem Boden. Ein Bio-Apfel aus einem Anbaugebiet mit guten Böden kann bis zu 20 Milligramm Bor enthalten – ein mit konventionellem

Dünger gewachsener nur ein Milligramm. Durch chemische Dünger und den Griff zu schlechten Lebensmitteln erhalten wir heute viel weniger Bor als vor 50 oder 100 Jahren.

Ungesunde Garmethoden reduzieren zudem die Verfügbarkeit von Bor in der Nahrung. Das Kochwasser von Gemüse enthält einen Großteil der Mineralien, wird aber oft weggeschüttet. Phytinsäure in Backwaren, Getreide und gekochten Hülsenfrüchten kann die Verfügbarkeit stark einschränken. Gluten-Unverträglichkeit und starkes Wachstum von Hefepilzen (Candida) blockieren die Aufnahme von Mineralstoffen. Alles in allem sind Gesundheitsprobleme durch Bormangel deshalb heute recht häufig anzutreffen.

Gesundheitliche Wirkung

Borax und Borsäure haben denselben Effekt: Sie wirken stark desinfizierend, vor allem gegen Pilze und Viren, aber nur schwach antibakteriell. Bei Pflanzen und Tieren ist Bor essenziell für die Stabilität und die Funktionstüchtigkeit der Zellwände sowie für die Übermittlung von Signalen durch Zellmembranen hindurch.

Bor wird im ganzen Körper verteilt gespeichert. Die höchste Konzentration findet sich in den Nebenschilddrüsen, gefolgt von Knochen und Zahnschmelz. Für gesunde Knochen und Gelenke ist Bor unverzichtbar. Durch seine Wirkung auf die Nebenschilddrüsen regelt es die Aufnahme und den Stoffwechsel von Kalzium, Magnesium und Phosphor. Damit ist Bor für die Nebenschilddrüsen ebenso wichtig wie Jod für die Schilddrüse.

Bormangel verursacht Hyperaktivität der Nebenschilddrüsen, die dann zu viel ihres Hormons ausschütten. Das Hormon setzt Kalzium aus den Knochen und Zähnen frei, wodurch der Kalziumspiegel im Blut ansteigt. Das führt zu Gelenkarthrose und anderen Arthrose- und Arthritis-arten sowie Osteoporose und Zahnschäden. Mit zunehmendem Alter führen hohe Kalziumwerte zur Verkalkung von Weichteilgewebe, was Muskelverspannungen und Gelenksteifheit verursacht.

Ebenso verkalken die Arterien und die Hormondrüsen, insbesondere die Zirbeldrüse und die Eierstöcke. Auch zu Nierensteinen und Nierenverkalkung kann es kommen, was letztlich zu einem Nierenversagen führen kann.

Bormangel in Kombination mit Magnesiummangel ist für Knochen und Zähne besonders schädlich. Bor beeinflusst den Metabolismus von Steroidhormonen, besonders den der Sexualhormone. Bei Männern erhöht es den Testosteronspiegel, bei Frauen in den Wechseljahren den Östrogenspiegel. Es ist auch an der Umwandlung von Vitamin D in seine aktive Form beteiligt. Es hilft dem Körper dabei, Kalzium besser in den Knochen und Zähnen einzulagern, statt Verkalkungen im Weichteilgewebe zu verursachen.

Auch von anderen positiven Effekten wird berichtet. So kam es zur Besserung bei Herzproblemen und Schuppenflechte, Stärkung der Sehkraft, des Gleichgewichtssinns und des Gedächtnisses sowie Verbesserung der Kognitionsleistung.

Der deutsche Krebsforscher Dr. Paul-Gerhard Seeger konnte zeigen, dass Krebserkrankungen üblicherweise mit dem Verfall der Zellmembranen beginnen. Weil Bor so wichtig für die Funktion der Zellmembranen ist, könnte der heute weit verbreitete Bormangel ein ernstzunehmender Auslöser von Tumorwachstum sein.

Borverbindungen haben tumorhemmende Eigenschaften und sind auch „potente Wirkstoffe gegen

Osteoporose und Entzündungen. Sie wirken hypolipämisch, gerinnungshemmend und verhindern Gewebsentartungen".

Schon dieser kurze Überblick verdeutlicht, wie umfassend der Einfluss von Bor auf unsere Gesundheit ist. Einige Aspekte möchte ich im Folgenden ausführlicher beschreiben.

Die Arthrose-Kur von Rex Newnham

In den 1960er Jahren erkrankte der Osteopath und Naturheilkundler Dr. Rex Newnham an Arthrose. Er arbeitete damals als Boden- und Pflanzenkundler an der Universität von Perth in Australien. Konventionelle Medizin schlug bei ihm nicht an. Durch sein Wissen über die Biochemie der Pflanzen kam er der Ursache der Erkrankung auf den Grund.

Ihm war aufgefallen, dass die Pflanzen in seiner Gegend starke Mineraliendefizite aufwiesen, und er wusste, dass Bor den Kalziumstoffwechsel von Pflanzen unterstützt. Also beschloss er, versuchsweise 30 Milligramm Borax pro Tag einzunehmen. Innerhalb von drei Wochen waren seine Schmerzen, Schwellungen und Gelenksteifheit verschwunden.

Er berichtete den Gesundheitsbehörden und medizinischen Hochschulen von seiner Entdeckung – dort interessierte sich niemand dafür. Seine Arthrose-Patienten aber waren von der Wirkung begeistert.

Einige hatten Angst, etwas einzunehmen, das mit einer Giftwarnung auf der Verpackung versehen und eigentlich gegen Ameisen und Kakerlaken gedacht war. Newnham ließ schließlich Tabletten mit einer sicheren und wirksamen Borax-Dosis herstellen. Nur durch Mundpropaganda verkaufte er in den fünf Jahren danach 10.000 Tablettenflaschen pro Monat. Als er den Ansturm nicht mehr bewältigen konnte, beauftragte er einen Medikamentenhersteller mit der Vermarktung. Das war ein schwerer Fehler. Ihm wurde signalisiert, dass durch sein Mittel teurere Medikamente verdrängt und die Gewinne der Industrie zurückgehen würden.

Repräsentanten der Pharmaindustrie in den australischen Gesundheitsausschüssen konnten im Jahr 1981 eine Verordnung durchsetzen, die Bor und Borverbindungen für giftig erklärte, egal in welcher Konzentration. Newnham musste 1.000 US-Dollar Strafe wegen des Verkaufs von Giftstoffen zahlen, und die Verbreitung seines Arthrose-Mittels in Australien war wirkungsvoll gestoppt.

Der Artikel ist ursprünglich im deutschen NEXUS-Magazin Nr. 71 erschienen, das als PDF unter dem Link https://bit.ly/nexus-71-gratis heruntergeladen werden kann. Du findest ihn zusammen mit anderen spannenden Artikeln auch im NEXUS-Dossier „Nahrungsmittel und Nahrungsergänzungsmittel" (https://bit.ly/nexus-dossier-2).

Das hat mein Leben verändert

Es war im Sommer 1999. Ich sitze auf einer Bank auf der Schmelz – einer Kleingartenanlage in Wien – und lass mir die Sonne auf den Bauch scheinen. Gut eine halbe Stunde sitze ich so da und genieße die Sommersonne, die Ruhe und den Duft der Blumen. Da kommen drei hübsche, junge Mädchen vorbei – nabelfrei in kurzen Shorts ...

„Zeit zum nach Haus gehen", denk ich mir und will aufstehen ... kann aber nicht!! Denn der Schmerz im Kreuz, der plötzlich hochkommt, ist so mächtig, dass er mich regelrecht an der Bank festnagelt.

„Jetzt wirs'd alt, Kary", denke ich einen Augenblick lang, um dann aber sofort das Gegenteil zu beschließen: „Nein! Jetzt wirst Du wieder jünger!!"

Kurz darauf treffe ich in meinem Stammcafé einen Mann namens Bruno. Er redet mit sonderbarer Begeisterung und erzählt von zwei „Wundermitteln", die ein genialer Biophysiker namens Flanagan in jahrelanger Forschungsarbeit entwickelt hätte. Es sind geheimnisvolle Tropfen fürs Wasser und noch geheimnisvollere Kapseln zum Einnehmen. Beide sollen Milliarden von „Mikrokolloiden", das sind unvorstellbar winzige Teilchen mit sehr hoher elektrischer Ladung, enthalten.

„Elixiere der Jugendlichkeit!", ruft der Mann ganz euphorisch und stellt demonstrativ ein Fläschchen und eine kleine, runde Plastikdose neben meinen Cappuccino. „Ich probiere sie" denke ich nach einer Weile und nehme die zwei Produkte mit nach Hause. Nach drei Wochen „Microcluster-Konsum" übersehe ich eines Tages beim Spazierengehen eine abnormal hohe Stufe und falle regelrecht in die Tiefe.

„Au weia", denke ich, „jetzt tut´s gleich weh!" Doch es geschieht nichts! Absolut nichts! Nach sechs Wochen waren auch die Verspannungen im Kreuz weg, die mich immer in der Früh gequält hatten – und ich hatte auch wieder viel mehr Energie!

Erst viel später fiel mir auf, dass die Altersflecken auf meinen Händen verschwunden waren, dass mich keine Fieberblasen mehr quälten (ich hatte sie 56 Jahre lang!) und dass ich auch keine Grippe mehr bekam – und das ist bis heute noch so!

Es fühlte sich alles so an, als wäre ich um gut 15 jünger geworden! Und dieses Gefühl war so geil, dass ich beschloss, es für immer zu bleiben – und meine Erfahrungen dabei mit andern zu teilen.

***

Das „Wundermittel", das dies alles bewirkt hatte, hatte den wissenschaftlichen Namen „Mikrohydrin", weil es eine unvorstellbar große Menge von negativ geladenen Wasserstoffionen enthielt. Es war ein starkes, sofort wirksames Antioxidans, das auch in der Lage war, allen anderen (bereits verbrauchten) Antioxidantien, wie z.B. Vitamin C zu reaktivieren!

Das bedeutete, dass nach der Einnahme von Mikrohydrin viele der im Körper vorhandenen (aber bereits verbrauchten) Vitamine, Mineralstoffe, etc. plötzlich wieder verfügbar wurden.

Der Haken: Einer der essenziellen Bestandteile dieses „Wundermittels" war eine winzige Menge Bor. Und das wurde in Nahrungsergänzungsmitteln und sogar im Badesalz irgendwann verboten ...

KAISER BORAX Packungen mussten danach den folgenden grotesken Zusatz tragen: *„Kaiser Borax enthält aufgrund der Rechtslage kein Borax mehr."*

Einzige Ausnahme: Für echten Kaviar wurden zwei Lebensmittelzusatzstoffe zugelassen, Borax und Borsäure. Im Kaviar können auf diese Weise hohe Boraxmengen enthalten sein, nämlich bis zu vier Milligramm pro Gramm und damit stattliche 120 mg pro Portion Kaviar (30g).

Das entspricht in etwa jener Menge, die in einer Monatspackung (!!) Mikrohydrin enthalten war. Soll das segensreiche Bor den oberen 10.000 vorbehalten bleiben, die sich regelmäßig echten Kaviar gönnen?

Viel Wissenswertes über Bor und Borax enthält der Artikel „Bor und Borax: Der Stoff für Knochen und Gelenke" von Carina Rehberg auf der Webseite <u>*www. zentrum-der-gesundheit.de*</u> *Die Lösung: Kolloidales Bor kaufen und (eigenverantwortlich) auf die Haut (und Mundschleimhaut) sprühen!*

DMSO – ein verkanntes Wundermittel?

Als ein Nebenprodukt der Zellstoffherstellung hat Dimethylsulfoxid (DMSO) es weit gebracht: Was als organisches Lösungsmittel begann, ist inzwischen als vielseitiges Therapeutikum akzeptiert. Doch dieser Aufstieg ging nicht unbeschwert vonstatten, und nach einer schweren Krise, die es in den 1960er Jahren durchlebte, ist die Kontroverse um das schmerz- und entzündungshemmende DMSO nie ganz abgeebbt.

Dimethylsulfoxid (DMSO) hat gerade erst, im Jahr 2006, seinen 140. Geburtstag gefeiert. 1866 wurde der Stoff mit der chemischen Formel $(CH_3)_2SO$ erstmals von dem russischen Wissenschaftler Alexander Saytzeff synthetisiert, der seine Entdeckung 1867 in einem deutschen Chemiejournal veröffentlichte.

Doch erst knapp hundert Jahre später, im Jahr 1961, wurde der therapeutische Nutzen des Mittels erkannt, denn die therapeutische Bandbreite von DMSO ist in der Tat sehr groß.

So neutralisiert es beispielsweise Hydroxylradikale, eine der, am häufigsten vorkommenden Gruppen von zellschädigenden „Freien Radikalen".

DMSO verbindet sich mit den Hydroxylradikalen und bildet mit ihnen einen chemischen Komplex, der von den Nieren ausgeschieden werden kann. Auch andere Freie Radikale bindet der Stoff auf diese Weise. Zudem erhöht DMSO die Permeabilität der Zellmembranen und erleichtert es der Zelle so, sich von Giftstoffen zu befreien.

Selbst allergische Reaktionen können mit Hilfe von DMSO gemildert werden, was wiederum das Immunsystem entlastet. DMSO zeigt zudem Wirkung bei Sklerodermie, Verbrennungen, Entzündungen und Schmerzzuständen, Arthritis und rheumatoider Arthritis, Nasennebenhöhleninfektionen, interstitieller

Zystitis, Herpes und Gürtelrose, Multipler Sklerose, systemischem Lupus erythematodes, Sarkoidose, Thyreoiditis, Colitis ulcerosa, Lepra, Krebs und anderen Krankheitszuständen.

Stopp für **DMSO** durch amerikanische Arzneimittelzulassungsbehörde **FDA**

Nach der anfänglichen großen Euphorie, ein vermeintliches Wundermittel in Händen zu halten, kam 1965 das vorläufige Aus für DMSO – die amerikanische Zulassungsbehörde Food and Drug Administration (FDA) sprach ein Verbot aus, weil hohe Dosen DMSO bei Kaninchen, Hunden und Schweinen zu Kurzsichtigkeit geführt hatten; andere Nebenwirkungen konnten nicht festgestellt werden.

Den „Run ... an den Arzneimittelvorschriften vorbei", wie es der Journalist Peter Jennrich in einem Zeit-Artikel vom 6. September 1974 ausdrückte, stoppte das Ergebnis der Tierversuche allerdings nicht. Mindestens 100.000 Amerikaner, so vermutet Jennrich, hätten zwischen 1961 und 1974 bereits eine Behandlung mit DMSO in Eigenregie durchgeführt. Später stellte sich heraus, dass die Kurzsichtigkeit auf die drei betroffenen Tierarten beschränkt ist; andere Spezies, auch der Mensch, sind nicht betroffen.

Zahlreiche Studien sind durchgeführt worden, doch die ultimative Anerkennung der Wirksamkeit von DMSO mittels einer Doppelblindstudie, wie die FDA in den USA sie fordert, ist so gut wie ausgeschlossen.

Der strenge Geruch des Mittels, der unabhängig von der verwendeten Menge auftritt, verrät seine Identität sofort. Das Grundproblem, das die FDA mit DMSO zu haben scheint, ist, dass es zu schön klingt, um wahr zu sein. Dr. Jacob glaubt, dass der Ruf, ein Wundermittel zu sein, DMSO geschadet habe und die FDA sich im Hinblick auf das Mittel noch immer von diesem Ruf beeinflussen lasse.

Immerhin erfolgte 1978 die Genehmigung durch die FDA, DMSO für die Therapie von interstitieller Zystitis, einer schmerzhaften Harnblasenentzündung, zu verwenden. Allein hierfür dürfen amerikanische Ärzte das Mittel verschreiben – alle anderen Anwendungen verstoßen gegen geltendes Recht. Die Kontroverse hielt und hält sich weiterhin hartnäckig und spaltet die Medizin:

DMSO – sinnloses Teufelswerk oder Nutzen bringender Segen?

Vieles deutet auf Zweiteres hin. Dr. Richard D. Brobyn vom Medical Center in Bainbridge Island, Washington, schreibt: „[DMSO] ist eines der am meisten untersuchten und trotzdem noch sehr wenig verstandenen pharmazeutischen Produkte unserer

Zeit. Weltweit sind ca. 11.000 wissenschaftliche Artikel über medizinische Anwendungen und mehr als 40.000 Artikel über die chemischen Eigenschaften publiziert worden.

DMSO gegen Schmerzen, Entzündungen und zur Wundheilung

In 125 Ländern wie [den] USA, Kanada, Großbritannien, Deutschland, Japan u. a. werden durch Ärzte Indikationen für die Anwendung z. B. gegen Schmerzen, Entzündungen, Sklerodermie und Arthritiden u. a. Erkrankungen beschrieben."

Unter den pharmakologischen Eigenschaften von DMSO führt er u. a. auf: „Durchdringen von biologischen Membranen und Transport anderer Moleküle durch diese Membranen, Entzündungshemmung, vorübergehende Blockierung schmerzleitender Nerven, Wachstumshemmung für Bakterien, entwässernde Wirkung, Verstärkung bestimmter Arzneien, Cholinesterase-Hemmung, unspezifische Förderung der Resistenz gegen Infektionen, Blutgefäßerweiterung, Muskelentspannung, Förderung der Zellfunktion, Hemmung der Verklumpung durch Blutplättchen, schützende Eigenschaften für biologische Gewebe bei Bestrahlung oder Frost sowie Gewebeschutz bei Durchblutungsstörungen."

Eine besondere Wirksamkeit schreibt Brobyn dem Mittel im Hinblick auf Entzündungen zu. Hier nämlich zeigt sich die antioxidative Eigenschaft des DMSO als vorteilhaft – es wirkt exzellent als „Radikalfänger" im Entzündungsherd.

Nach Aspirin, schreibt Brobyn, war „DMSO das erste nichtsteroidale Antiphlogistikum, das sogar intravenös verabreicht werden konnte".

„P. Gorog et al. demonstrierten bereits 1968, dass bei an induzierter chronischer Polyarthritis leidenden Ratten ein entzündungshemmender Effekt auftrat. Äußerlich auf die Gelenke aufgetragenes DMSO zeigte bei diesen Versuchen eine potente Entzündungshemmung.

Diese Autoren haben später einen ähnlichen Effekt mit 70-prozentigem DMSO bei Kontaktdermatitis, allergischen Ekzemen und induzierten Kalzifikationen der Haut von Ratten beschrieben. All diese experimentellen Entzündungen konnten signifikant unterdrückt werden."

Auch der ehemalige amerikanische Podologe Dr. Morton Walker, der heute als medizinischer Journalist und Autor tätig ist, weist DMSO in seinem Buch „DMSO – Nature's Healer" eine Vielzahl an positiven gesundheitlichen Eigenschaften zu.

Dazu zählen u. a. eine entzündungshemmende, gefäßerweiternde, bakteriostatische, fungistatische und virostatische Wirkung, die Beseitigung von Schmerzzuständen, die Bindung Freier Radikaler, die Anregung des Immunsystems und die Förderung der Wundheilung. Ja, selbst gegen Röntgenstrahlung scheint das Mittel zu schützen. Zudem legt Walker dar, wie DMSO durch seine Eigenschaft, Zellmembranen zu durchdringen, die Wirkung verschiedener Medikamente verstärken kann, zum Beispiel die von Penicillin und Cortison.

„Der Artikel ist ursprünglich im deutschen NEXUS-Magazin Nr. 24 erschienen. Du findest ihn zusammen mit anderen spannenden Artikeln auch im NEXUS-Dossier „Nahrungsmittel und Nahrungsergänzungsmittel" (https://bit.ly/nexus-dossier-2)."

Buchhinweis: Das DMSO-Handbuch: Verborgenes Heilwissen aus der Natur von Hartmut P. A. Fischer

Eine Bezugsquelle: www.urkornstueberl.com

Die geheime Wunderwaffe: „Schluckimpfung" gegen Krebs

1961 veröffentlichte der in New York tätige Facharzt Dr. F. Proewig in der wissenschaftlichen Zeitschrift »Der Krebsarzt« den Artikel: »Krebstest und Krebstherapie mit Furfuraldehyd«. Er bezog sich darin auf die von ihm zwei Jahre früher entwickelte Theorie des Krebsstoffwechsels:

Warburg hat nachgewiesen, dass die Krebszelle, anders als die Normalzelle, überwiegend nach dem Ur-Stoffwechselprinzip, der Gärung lebt. Der pH-Wert in der Krebszelle ist - als Folge ihrer Gärung - 6,3 (also ziemlich sauer), während Normalzellen einen leicht basischen pH-Wert von 7,4 haben.

Die ständig ansteigende Säuerung der Krebszelle ist für sie lebensbedrohlich. Deshalb hilft sie sich durch die so genannte »Reduktive Aminierung« - das ist eine Bindung der Wasserstoff-Ionen an Stickstoff.

»Wenn dieser Ablauf in der Krebszelle stimmt«, schrieb Proewig, »dann müsste es möglich sein, durch eine Substanz mit einer besonderen Beziehung zu dieser Reaktionskette diese zu stören.«

Die Folge wäre eine daraufhin ungehemmt ansteigende Wasserstoff-Ionen-Konzentration in der Krebszelle, die zu einer mit ihrem Leben nicht mehr zu vereinbarender Übersäuerung und damit zu ihrer Selbstzerstörung führen müsste.«

Durch »Zufall« erhielt Proewig eines Tages Kenntnis von einem in der Kunstharzerzeugung verwendeten Stoff: Furfuraldehyd, auch Furfurol genannt, dessen chemischer Name alpha-Furyl-Methanal lautet, was zur Kurzbezeichnung »alpha-F.M.« führte.

Diese Substanz hatte, wie sich bald herausstellte, die exakten von Proewig gewünschten Eigenschaften. Sie müsste also, im Gegensatz zu den üblichen Zytostatika, für gesunde Zellen völlig unschädlich sein und ausschließlich die »sauren« Krebszellen zerstören!

Alpha-F.M. war bisher noch niemals im medizinischen Bereich bzw. als Medikament verwendet worden. Also begann Dr. Proewig weltweit die ersten Behandlungen mit alpha-F.M. und hatte es bis zu seiner ersten Veröffentlichung 44 Patienten verabreicht. Da alpha-F.M. damals in Wien nicht aufzutreiben war, schickte es Dr. Proewig aus den USA an den brennend interessierten niederösterreichischen Landarzt

Dr. Rudolf Drobil, der es daraufhin in Kapseln abfüllte und anschließend selbst anwendete.

Alpha-F.M. ist ein reines Naturprodukt, eine »Pentose«, ein chemisch dem Zucker nahestehender Stoff. Es wird aus Pflanzen gewonnen und ist in zahlreichen Lebensmitteln enthalten: Vor allem in Kleie (Lateinisch furfur), also in Haferspelzen, Weizenkleie, Maiskleie und Maiskolben sowie in Bohnenschalen und Spargel. Bei vollwertiger Ernährung wird es dem menschlichen Organismus also ständig in kleinen Dosen zugeführt!

Trotzdem begann Dr. Drobil 1963 einen Rattenfütterungsversuch. Die Tiere erhielten täglich 30 Milligramm alpha-F.M. im Futter. Das entsprach dem 23-fachen der normalen Behandlungsdosis und dem fast achtfachen der bisher verwendeten Höchstmenge beim Menschen. Die Ergebnisse waren ausgezeichnet.

Einige Zeit später erhielt Dr. Drobil dann noch einen weiterer Beweis: Dr. Hiroaki Ishida von der medizinischen Abteilung der Universität Osaka hatte mehr als drei Jahre lang Rattenversuche noch viel drastischerer Art unternommen und fantastische Ergebnisse bekommen: Bei völliger Unschädlichkeit der verwendeten »Medizin« konnten von ihm provozierte Tumorbildungen verhindert werden!

Nach dieser mehrfachen Bestätigung der Ungiftigkeit des alpha-F.M. in der verwendeten Dosierung begann Drobil nun mit seinen eigenen Behandlungen. Nachfolgend ein Auszug:

1962: 52-jähriger Mann. Beinhartes Gewächs an der linken Wange, das der Hautspezialist als verdächtig operieren will. 3 x täglich 1 alpha-F.M. Nach 5 Tagen Entzündung rund um das Gewächs, nach weiteren 5 Tagen stückweises Herausbrechen. Narbe bald völlig verschwunden. Bis 1979 kein Rückfall.

1963: 80-jähriger Mann. Seit 5 Jahren mikroskopisch nachgewiesener bohnengroßer, leicht blutender Hautkrebs an der linken Ohrmuschel. Facharzt rät: Nicht anrühren! 3 x täglich 1 alpha-F.M. Nach 3 Wochen fällt der Tumor im Ganzen ab. Es bleibt eine bald gänzlich verschwindende, reizlose Narbe.

1963: 27-jährige Frau. Über dem linken Schulterblatt ein plötzlich »wild gewordenes« Muttermal. Blauschwarze, kugelige Geschwulst, Entzündung rundum, Blutung. Das heißt, das lehrbuchmäßige Bild eines Melanoms.

Der Hautspezialist (ein Universitätsprofessor und Klinikchef) diagnostizierte es als solches. Eine Woche Röntgen-Vorbestrahlung, dann Operation. Vom ersten Augenblick an 3 x täglich 2 alpa-F.M. Mikroskopische Untersuchung des Herausgeschnittenen: »Gottlob, es ist nur ein gutartiges Gewächs!« (Worte des Professors)

1979: 69-jährige Frau. Fingernagelgroßes Gewächs an der linken Schläfe. Der Hausarzt überweist zum Hautspezialisten, der Operation für nötig hält (Hautkrebs). Nach fünf Tagen mit 3 x täglich 1 alpha-F.M. fällt das Karzinom ab. Darunter gesunde Haut. Kein Rückfall.

Bei weiteren 15 Fällen von Krebserkrankungen (Lunge, Magen, Blase, Gebärmutter, Brustdrüse, usw.), die z. B. nach schweren Operationen, in schlechtem Zustand alpha-F.M. bekamen - praktisch also nur aufgegebene Fälle -, zeigten sich bei allen positive, den Krankheitsverlauf verzögernde und mildernde Wirkungen.

Wunderheilung eines Multi-Melanoms

Kurz nach Dr. Drobil begann auch Dr. med. Karl Werzowa aus Wien mit alpha-F.M zu arbeiten und kombinierte seine Behandlungen mit einer speziellen Entgiftungstherapie. Auf diese Weise wurde es ihm möglich, auch größere Tumoren mit alpha-F.M. erfolgreich zu »schmelzen«.

Durch »Zufall« wurde ich 1993 selbst Zeuge einer solchen kombinierten Behandlung: Es war Nachmittag, als es bei uns in Mödling läutete und eine etwa 60-jährige graublasse Frau vor dem Tor stand. Sie suchte nach einer mir bestens bekannten Ärztin, die - wie sie erfahren hatte - gerade bei mir war. Frau Neuleben (so wollen wir sie hier nennen) machte auf mich den Eindruck der völligen Verstörung.

Nach kurzem Wortwechsel mit mir führte Frau Dr. med. Elisabeth Rozkydal die Frau in mein Büro, schloss hinter sich ab und untersuchte sie dort. Als die beiden dann nach etwa zwanzig Minuten herauskamen, stand der Ärztin der Schrecken im Gesicht, aber sie sagte natürlich kein Wort.

Die Frau - so erfuhr ich erst Monate später von ihr selbst - war von ihrem behandelnden Arzt nach Hause geschickt worden, nachdem ihr trotz etlicher Operationen und Bestrahlungen auf Brust und Bauch ein Melanom nach dem anderen „gewachsen" war. »Jetzt können Sie nur noch beten!«, waren die letzten Worte ihres Arztes ...

Ob Frau Neuleben betete, weiß ich nicht, ein ganzes Heer von Schutzengeln hatte sie jedenfalls, denn Lisi (so nannte ich meine liebe Freundin) behielt die Nerven und machte das einzig Richtige:

Sie unterbrach »Teufelskreis«, also den „hängenden biologischen Konflikt" * von Frau Neuleben durch ein Spiegelverbot und überwies sie an Dr. Karl Werzowa. Der erfahrene Arzt behandelte die Frau mit relativ hohen Dosen alpha-F.M. und sorgte gleichzeitig für eine massive Entgiftung ihres Körpers.

Und das Unmögliche geschah! Schon nach wenigen Monaten war die bereits aufgegebene Frau Neuleben wieder völlig gesund! Konfliktlösung + alpha-F.M. + Entgiftung hatten das »Wunder« bewirkt!

*) *mehr dazu ab Seite 99*

Zusammengefasst kann alpha-F.M. also wie folgt eingesetzt werden:

- Als linderndes Mittel bei austherapierten Fällen. Das Allgemeinbefinden wird besser.
- Zur Operationsvor- und -nachbehandlung Krebskranker, um Rückfälle zu verhindern.
- Bei der Behandlung bösartiger Gewächse der Haut, die oft schon nach Tagen, meist jedoch erst nach Wochen abfallen und eine gesunde Haut hinterlassen.
- Die Behandlung von Melanomen und größeren Tumoren muss mit Entgiftungs- therapien kombiniert werden.
- Bei der Behandlung von Vorstadien jeder krebsigen Entartung wie zum Beispiel Leukoplakien (das sind dicke, harte, weiße Borken an Zunge und Mundschleimhaut).

Die Wirkung von alpha-F.M. ist verblüffend ähnlich wie jene der „Schwarzen Salbe" (siehe später). Kann es sein, dass es noch weiter Ähnlichkeiten gibt, die es erst zu entdecken gibt?

Das Hauptanwendungsgebiet für alpha-F.M. - und diese geniale Idee kam erst Dr. Drobil - ist jedoch die Prophylaxe! Denn die folgenden Tatsachen sprechen für sich:

- Alpha-F.M. hat offensichtlich die Fähigkeit, kleine, bösartige Tumoren aufzulösen.
- Es ist absolut ungiftig und (bei Einnahme auf vollen Magen) ohne jede Nebenwirkung.
- Die Rohstoffe für alpha-F.M. kommen aus der Natur und sind sehr preiswert.
- Die Anwendung von alpha-F.M. ist denkbar einfach: Nach dem Essen eine Kapsel schlucken, das ist alles!

Alpha-F.M. eignet sich somit auch - und vor allem - als ideale »Schluckimpfung gegen Krebs«!

Aus: Die geheime Wunderwaffe: „Schluckimpfung" gegen Krebs (nur mehr antiquarisch erhältlich). Mehr über das aktuelle Programm des Verlags bei www.facultas.at - Frau Dr. Rozkydal, sowie die im Artikel genannten Ärzte sind schon vor langer Zeit verstorben. Da alpha-F.M. kein zugelassenes Arzneimittel ist, verschwand es in den 90er Jahren nach und nach aus allen Apotheken.

Nachwort

Als ich für meinen Bestseller „Nie mehr Angst – Krebsheiler packen aus" recherchierte, war alpha-F.M. noch in einzelnen Apotheken erhältlich und konnte Frau „Neuleben" zusammen mit der Lösung des „biologischen Konfliktes" (mehr dazu später) und einer Entgiftungstherapie das Leben retten.

Lange davor spielte sich ein großes, für Österreich typisches, Drama ab: Dr. Drobil war von den Rückmeldungen seiner geheilten Patienten so beflügelt, dass er eine größere Menge an alpha-F.M.-Kapseln herstellen ließ und bei der damals regierenden Gesundheitsministerin vorstellig wurde.

Die Reaktion: Der gesamte Vorrat an alpha-F.M. und sämtliche Forschungs- und Patientenunterlagen des visionären Arztes wurden beschlagnahmt, und er selbst bekam eine Starfanzeige! Das war für den damals schon recht betagten Landarzt ein derartiger Schock, dass er kurze Zeit später daran starb.

Gesucht: Jemand, der genug Mut, Anstand und „Kleingeld" hat, das „Wundermittel" alpha-F.M. der Menschheit erneut zur Verfügung zu stellen!

Die Schwarze Salbe: Haut- und Brustkrebs ade

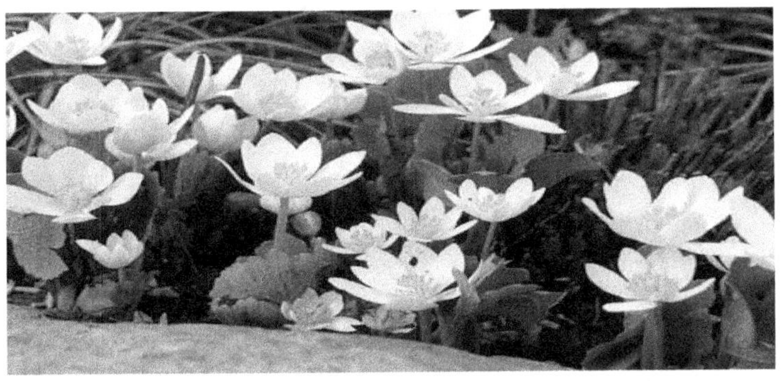

Blüten und Blätter der Kanadischen Blutwurz (Foto: Pixabay)

Als Alpha-FM verboten wurde und anschließend nach und nach aus allen Apotheken verschwand, begab ich mich auf die Suche nach einem Ersatz – und wurde fündig in einer geheimnisumwobenen Kräutermischung der Indianer, die als „Schwarze Salbe" bezeichnet wird. Natürlich wurde dieses neue Wundermittel auch gleich wieder verboten. Die Pharma-Schergen schlossen messerscharf, dass nicht sein kann, was nicht sein darf!

Ungeachtet dessen stellten einige Pharmarebellen die Wundersalbe weiterhin her und boten sie im Internet an. Und zeitweise tun sich das noch heute.

Die „Schwarze Salbe" funktioniert sehr ähnlich wie Alpha-FM: Sie zerstört die „Kläranlage" der Krebszelle – und diese krepiert im eigenen Müll. Dass das schmerzhaft ist und dabei jede Menge Stoffwechselgifte in den Kreislauf gelangen, versteht sich von selbst. Der Heilungsprozess ist im Vergleich zu der üblichen, als Krebstherapie bezeichneten Barbarei, die nicht selten mit „Todesdrohungen" einhergeht, aber immer noch ein lebensrettendes Wunder!

Einer der Ursprünge der „Schwarzen Salbe" ist die Kräuterheilkunde der Indianer Nordamerikas. Doch auch in Europa der Antike wusste Hippokrates bereits 500 vor Christus um die Heilwirkung der von ihm als „Kaustika", also als ätzende Mittel bezeichneten Kräutermischungen. Lange Zeit war dieses uralte Wissen weitgehend in Vergessenheit geraten, bis es in England des 18. Jahrhunderts wieder auftauchte und eine Renaissance erlebte.

Lösen des Tumors aus gesundem Gewebe

Als „Kräuter-Skalpell" wird die Wundersalbe deshalb bezeichnet, weil sie das Krebsgewebe restlos aus dem gesunden Gewebe „herausschneidet", ohne dieses zu beschädigen – lediglich eine leichte Entzündung tritt auf, was ganz normal bei jedem Heilungsvorgang ist.

Das vom Tumor befallene Gewebe wird befähigt, eine starke Schorfbildung einzuleiten und so den Tumor abzustoßen. Das geschieht jedes Mal nach dem Auftragen der Salbe, bis der Tumor schließlich vom gesunden Gewebe nach außen abgestoßen wird.

Wie das in Natura aussieht, kannst Du Dir in einem kurzen „Zeitraffer-Video" selbst ansehen – sofern es noch nicht den kriminellen Machenschaften des „Zensur-Kartells" zum Opfer gefallen ist – und zwar bei _www.krebsfalle.de/schwarze-salbe_

Sollte es verschwunden sein, dann sende einfach eine Mail an kary.nowak@bruderbaum.org. Ich werde dann alles in meiner Macht stehende in die Wege leiten, um Dir einen funktionierenden Link zu senden. Informationen, die Leben retten, kann auf Dauer niemand unterdrücken!

Jeder Eingriff bleibt ein Eingriff

Auch wenn die Behandlung einfach erscheint, ist sie dennoch nicht frei von Begleiterscheinungen. Der Ablösungsprozess des Krebsgewebes ist schmerzhaft – manchmal sogar sehr schmerzhaft. Die begleitende Einnahme von Schmerzmitteln ist daher meist notwendig. Außerdem können in einigen Fällen im behandelten Bereich dauerhafte Narben bleiben.

Je größer oder tiefer der Tumor liegt, desto wichtiger ist ein begleitendes Entgiftungsprogramm – ganz ähnlich wie bei der Heilung des von mir im vorigen Kapitel beschrieben „Multimelanoms". Denn auch die Entgiftung kann die Schmerzen lindern, und zwar ganz erheblich.

Ebenso klar muss sein, dass es bei der Entfernung eines Tumors IMMER nur um die Beseitigung eines Symptoms geht. Den Krebs ist keine bloße „Organkrankheit", sondern eine „Krankheit der Seele" – siehe nächstes Kapitel und einige der Bücher im Literaturverzeichnis.

Die Schwarze Salbe

Der Leitstoff der Schwarzen Salbe ist die Blutwurz. Wie deren Blüten und Blätter aussehen, kannst Du am Cover und am Anfang dieses Artikels bewundern.

Nach Auftragung der ätzenden Salbe bildet sich innerhalb von Tagen ein fester Schorf, der noch mit dem umliegenden Gewebe verbunden ist. Die Farbe des Schorfes wird zunehmend dunkler. Durch die Einwirkung der Salbe wird alles bis zur Grenze des Tumors verschorft.

Nach zwei Wochen, bei größeren Tumoren auch später, fängt die Schorfmasse an, sich aus dem Untergrund abzulösen. Normalerweise ist dieser Prozess nach weiteren zwei Wochen beendet. Was bisher Tumorgewebe war, fällt in einem Stück heraus und das behandelte Gewebe kann sich regenerieren.

Die Behandlung von Brustkrebs

DDr. med. Rudolf Drobil hat mit Alpha-FM viele Arten von Hautkrebs erfolgreich behandelt. Ja sogar bei Krebserkrankungen im Bereich der Schleimhäute war er überaus erfolgreich – was mit der „Schwarzen Salbe" nicht möglich ist. Denn auf der Schleimhaut hält weder die Salbe noch ein Verband.

An andere, größere Krebsgeschehen hat er sich nicht herangewagt. Einerseits wegen der dann notwendig werdenden höheren Dosis Alpha-FM, vor allem aber wegen der zu erwartenden größeren Schmerzen, die unerträglich sein könnten. Ähnliches gilt auch für Behandlungen mit der „Schwarzen Salbe".

Der australische Heilpraktiker Adrian Jones betont wiederholt, dass die Salbe nur dann wirken kann, wenn sie mit dem Tumor dicht in Kontakt kommt.

Wenn der „Tumor" in der Brust also nicht ganz dich an der Haut liegt oder zu groß ist, würde ich keiner Frau zumuten, sich so einer Tortur zu unterziehen.

In diesem Fall ist eine schonende OP zweifellos die bessere Lösung, wenn sie überhaupt not-wendig (die Not wendend) ist. Im nächsten Kapitel erfährst Du, warum dies in der Regel (!!) nicht der Fall ist.

Die Anwendung der Salbe sollte unbedingt von einem Arzt oder Therapeuten vorgenommen werden, der auch starke Schmerzmittel verschreiben kann. Außerdem müssen die Verbände regelmäßig gewechselt und der Körper sachkundig entgiftet werden.

Die Informationen in diesem Artikel sind keine Aufforderung zu deren Anwendung durch Laien! Wenn Du Dich selbst behandelst, dann trägst Du auch die alleinige Verantwortung dafür.

Das Rezept „Schwarze Salbe"

Jeder Mensch sollte Zugang zu den Heilmitteln haben, die er benötigt. Aus diesem Grund entschloss sich der mutige Heilpraktiker Leo Koehof nach dem Verbot der „Schwarzen Salbe" und dem Versuch, seine Existenz zu vernichten, die ihm vorliegende Rezeptur der schwarzen Salbe zu veröffentlichen:

Zutaten:

- 50 g kanadische Blutwurz (Sanguinaria Canadensis)
- 50 g Thai-Ingwer (Alpinia galanga officinarum)
- 50 g Graviola = Guanábana (Anona muricata L.)
- 50 g Chaparral (Larrea divaricata)
- 250 g Zinkchlorid
- 25 ml Dimethylsulfoxid (DMSO), dient als Träger, bringt die Wirkstoffe tiefer in die Haut und muss pharmazeutische Qualität haben.
- 25 ml Glycerin hält die Salbe geschmeidig.
- 500 ml destilliertes Wasser

Zubereitung:

Mische die Kräuter in einem Topf. Erhitze 500 ml Wasser und füge, sobald das Wasser warm ist, 250 g Zinkchlorid hinzu.

Rühre das Wasser so lange, bis das Zinkchlorid völlig aufgelöst ist und bringe es mit dem Zinkchlorid zum Siedepunkt. Sobald das Wasser kocht, setzt Du die Temperatur herunter und rührst nun die Kräutermasse in das Wasser ein.

Vorsicht, dass die Masse nun nicht anbrennt. Rühre so lange, bis eine geschmeidige Masse entsteht. Wenn die Masse zu trocken ist, kannst Du etwas kochendes Wasser hinzugeben.

Bist Du mit der Konsistenz zufrieden, rühre 25 ml DMSO und 25ml Glycerin unter der Masse. Lasse nun alles 24 Stunden im Topf ausreifen und fülle die Salbe in kleine Töpfchen ab.

Wichtig:

Verwende keine Gegenstände aus Metall. Nimm Holzlöffel und einen Emaile-Kessel mit mindestens 5 Liter Volumen. Die schwarze Salbe mischt jeder eigenverantwortlich an. Der Autor dieses Beitrages übernimmt keine Haftung. Wende Dich bei Fragen an einen Arzt oder Therapeuten Deines Vertrauens.

Literaturhinweise:

Ingrid Naiman:
„Krebs behandeln mit pflanzlichen Salben",
VAK Verlag Kirchzarten, ISBN 9783935767101

Adrian Jones:
„Schwarze Salbe", „Heilung von Brust- und Hautkrebs im 21. Jahrhundert", Jim Humble Verlag, ISBN 9789088790218

Keiner soll später sagen, er hätte es nicht gewusst:

Diese Information kann Leben retten.
Deren Verbreitung zu behindern,
ist ein Verbrechen.

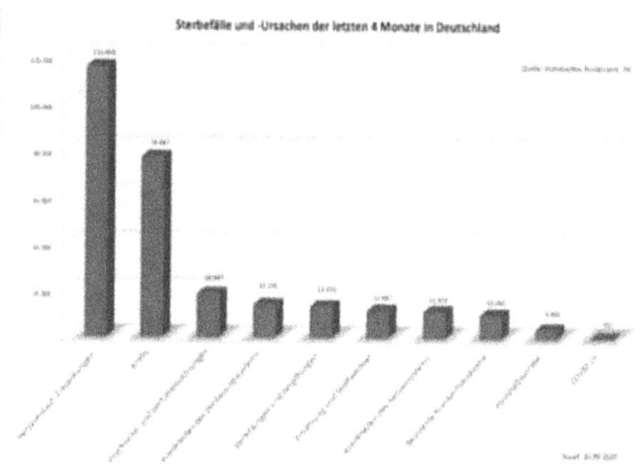

Sterbefälle und -Ursachen der letzten 4 Monate in Deutschland

115.000 Herzkreislauf

76.667 Krebs

18.667 Störungen Psyche / Verhalten

14.100 Verdauungssystem

13.333 Verletzungen & Vergiftungen

11.667 Ernährung & Stoffwechsel

11.333 Nervensystem

10.000 Resistente Krankenhauskeime

4.000 Haushaltsunfälle

427 COVID-19

Quelle: Statistisches Bundesamt, RKI
Stand 20.09.2020

Nie mehr Angst

„Liebe und Angst erschaffen die Welt"
(Titel eines meiner Vorträge)

Angst ist die lebhafte Vorstellung des scheinbaren Erlebens einer Situation, die nicht real ist. Angst macht krank UND erhöht die Wahrscheinlichkeit, dass die Vorstellung tatsächlich eintritt. Das beste Beispiel: Die Angst, an Covid-19 schwer zu erkranken oder gar daran zu sterben, obwohl dies für 99,9 Prozent der Menschen extrem unwahrscheinlich ist (siehe nebenstehende Grafik).

Furcht hingegen ist eine gesunde Reaktion unseres Selbsterhaltungs- und Arterhaltungstriebes, die uns vor realen Gefahren warnt und damit vor realen Schäden bewahrt. Ein gutes Beispiel: Wir schauen nach links und nach rechts, ehe wir über die Straße gehen, weil fahrende Autos wirklich gefährlich sind.

Völlig furchtlos zu sein kann böse enden und erinnert an die Ö3-Radioserie anlässlich der Einführung von Autobahn-Vignetten in Österreich. Denn der „coole" Spruch am Ende jeder der kurzen Folgen lautete: „Vignettenman – ohne Furcht und ohne Hirn!"

Die Behandlung von schweren Angstzuständen gehört in die Hände eines Arztes oder Therapeuten. Leichte und mittleren Angststörungen kann jeder selbst loslassen oder sie zumindest verringern.

Nie mehr Angst

... zu haben oder sie wenigsten zu reduzieren ist auf dreierlei Wegen möglich:

a) durch Wissen und Erfahrung
b) durch Können und Tun
c) durch Glauben und Vertrauen

Wenn wir die Statistik auf Seite 92 ansehen, wird klar, dass die Wahrscheinlichkeit, an Covid-19 zu sterben wesentlich geringer ist als an einem Herzinfarkt, an Krebs oder an Spitalskeimen (Wissen).

Wenn Du alle Sterbezahlen addierst, dann ergibt das 275.194 Tote. Und wenn Du 427 durch 275.194 dividierst, dann ergibt das genau Dein und mein Risiko, an Covid-19 zu sterben: **0,00155 Prozent**.

Das allein sollte genügen, um die Angst vor Covid-19 ein für alles Mal zu verlieren und lieber Deinem Immunsystem zu vertrauen als einem viel zu wenig erproben genetischen Eingriff. Wer trotz dieser Fakten immer noch behauptet, dass uns die experimentellen Genspritzen (inkl. der bekannten Nebenwirkungen) mehr nützen als schaden würden, der ist falsch informiert oder informiert falsch.

Nie mehr Angst vor Herzinfarkt

Mein Vater, dessen Gene ich weitgehend geerbt habe, hatte mit 51 einen Herzinfarkt und starb mit 52. Das beunruhigte mich zunächst in keiner Weise. Denn er rauchte pro Tag bis zu 40 Zigaretten und ich gar keine – bis ich plötzlich immer wieder Schmerzen im Bereich meines Herzens verspürte.

Im Frühjahr 1983 stand plötzlich mein Freund Peter vor unserer Tür und holte mich ab zum „Langsam Laufen" auf der Donauinsel – und zwar täglich! Seine Motivation, dies zu tun, war das Buch eines berühmten Arztes namens van Aaken, in dem dieser über seine Erfolge mit Herzpatienten berichtete: Um das Risiko eines zweiten Herzinfarkts zu reduzieren, ließ er sie täglich 30 Minuten lang langsam laufen.

Das Ergebnis: Die winzig kleinen Blutgefäße rund um deren Herzen regenerierten sich zum Teil wieder, ja vermehrten sich sogar ein wenig (Angiogenese)!

Nach sechs Wochen Langsam Laufen mit Peter fand auch ich schließlich Gefallen daran und behielt diese erfrischende und segensreiche Gewohnheit bis heute bei (Wissen und Tun).

Nie mehr Angst vor Krebs

Von 1990 bis 1992 recherchierte ich aus Büchern und in der Praxis alle möglichen Fakten, Theorien und Meinungen zum Thema „Krebs". Ich erlebte dabei selbst mehrfach mit, wie von der Schulmedizin „austherapierte" Patienten oder solche, denen nur noch einige Monate „gegeben" wurden, wieder vollkommen gesund wurden – und verlor so jegliche Angst vor Krebs. Das schriftliche Ergebnis meiner Recherchen war mein Bestseller „Nie mehr Angst – Krebsheiler packen aus" – aktueller Buchtitel: „Der Krebsheiler Report" (Wissen und Erfahrung).

Nie mehr Angst durch Können und Tun

Methode 1: Überwinde die Angst real, indem Du sie so oft durchlebst, bis sie von selbst verschwindet. Ein Beispiel: Johann Wolfgang von Goethe hatte Höhenangst. Als Mann der Tat bestieg er täglich einen Turm und sah immer wieder zum Fenster raus, bis ihm die „Erleuchtung" kam, dass seine Angst in keiner Weise mit der wirklichen Gefahr im Einklang war und sich so für immer in Luft auflöste.

Methode 2: Setze einen „Anker" und lade ihn so oft wie möglich auf, indem Du ihn bei jeder Gelegenheit benutzt. Ein Beispiel: Sag laut den Satz „Es ist wie es ist." (oder, wenn Du Streicheleinheiten für Dein Ego brauchst: „Es darf sein.") und/oder zeichne einen Smiley und/oder mach eine Bewegung mit beiden Händen, die vollkommene Akzeptanz ausdrückt.

Du entziehst damit jeglicher Angst die Energie und kannst sie dann für Konstruktiveres einsetzen. Mehr über die Anker-Technik findest Du in meinem kleinen Taschenbuch „3 Wege zum Glücklichsein".

Methode 3: Wende die 4-Schritt-Technik aus dem Weltbestseller „Sorge dich nicht – lebe!" von Dale Carnegie an – und zwar so:

1.) Finde heraus, was die Angst macht. Je genaue Du das tust, desto mehr Kraft entziehst Du der Angst. Denn sie lebt vor allem von der Unbestimmtheit und dem Mangel an Wissen.

2.) Stell Dir genau vor, was im schlimmsten Fall geschehen könnte.

3.) Nimm an, dass es bereits geschehen ist und akzeptiere es – es ist wie es ist.
4.) Tue ALLES in Deiner Macht Stehende, damit es NICHT geschieht.

Mein Taschenbuch „3 Wege zum Glücklichsein" enthält im Kapitel „Ja, Du kannst es!" eine genaue Anleitung für Schritt 4.

Nie mehr Angst durch Vertrauen

... ist der schönste Weg, für viele Menschen aber der schwerste, weil Glaube und Vertrauen meist schon in der Kinderstube entstehen. In seltenen Fällen geschieht das aber auch erst viel später, wie z.B. in der Geschichte „Die Heilung von Brustkrebs in einer Nacht." aus meinem Buch „Der Schuld- und Sühne Unfug – und wie wir ihn beenden".

Ich gehöre zu den Glücklichen, die immer schon Vertrauen hatten – in Gott, in das Leben, in mich, in meine Freunde – und auch in das faszinierende Wunderwerk, das allgemein als „Immunsystem" bezeichnet wird. Die derzeit angepriesenen diversen Formen der Genmanipulation, die fälschlicherweise als „Impfung" bezeichnet werden, sind im Vergleich dazu ein billiges Kinderspielzeug.

Verbotene „Wunderheilung"
3 von 4 Krebsdiagnosen falsch?

Der erste, der naturwissenschaftlich und damit reproduzierbar nachgewiesen hat, wie Krebs entsteht und abläuft, war der als „Wunderheiler" diffamierte Dr. med. Ryke Geerd Hamer.

Ich habe 1991 bis 1993 eine Zeit lang sehr erfolgreich mit ihm zusammengearbeitet und selbst miterlebt, wie Dr. Hamer Menschen, die von Onkologen schon fast „abgeschrieben" wurden, geholfen hat, wieder völlig gesund zu werden.

Hunderte aufgeschlossene Ärzte arbeiten auch heute noch nach wie vor (überwiegend im Geheimen) erfolgreich auf der Basis seiner bahnbrechenden Entdeckungen – vor allem, was seine Diagnose-Methode angeht. Denn ist die Diagnose falsch (z.B. aktiver Krebs, statt längt erledigt), dann ist es automatisch auch die Therapie.

Nach Hamer entsteht ein Krebs dann, wenn die Integralschwelle einer aus drei Komponenten bestehenden Funktion überschritten wird:

1) Momentane reduzierte Disposition
   (körperlich, geistig, seelisch)
2) Momentane Konfliktverdichtung
   (rein subjektiv gesehen)
3) Momentane Isolation
   (räumlich, familiär, innerlich)

Das bezeichnet Hamer als „biologischen Konflikt". **Wichtig:** Es geht dabei NICHT um einen seelischen Konflikt, sondern um ein höchst dramatisches Erlebnis auf der Triebebene, so als wäre das eigene Leben oder die „Erhaltung der Art" in ernster Gefahr.

Es gibt dann eine Art „Kurzschluss" im Gehirn, der im Computer-Tomogramm als mehr oder weniger deutliche „Schießscheibe" sichtbar ist. (Dirk-Hamer-Syndrom, DHS, biologischer Konflikt).

Die „momentane reduzierte Disposition" resultiert meist aus einer jahrzehntelangen unnatürlichen Lebensweise, wie Wassermangel, Vitalstoffmangel, Bewegungs- und Sauerstoffmangel, Umweltgifte, Elektrosmog, Medikamente, sowie Dauerstress durch Ängste und Sorgen (Freie Radikale).

Die 5 Biologischen Naturgesetze

1. Naturgesetz: Die Eiserne Regel des Krebs

① Biologischer Konflikt auf der Triebebene
② Konfliktart bestimmt den Ort im Gehirn u. Organ
③ Synchroner Verlauf in Psyche, Gehirn und Organ

2. Biologisches Naturgesetz

Alle sogenannten „Krankheiten" (SBS) verlaufen in zwei Phasen, sofern es zur **Konfliktlösung kommt.**

3. Biologisches Naturgesetz

Das ontogenetisch bedingte System der Tumore, Ulcera und Krebsäquivalente (Funktionsänderung ohne Tumor und Ulcera) bestimmt den Verlauf.

4. Biologische Naturgesetz

Das ontogenetisch bedingte System der Mikroben als nützliche Helfer, v.a. in der Heilungsphase.

5. Biologisches Naturgesetz

Das Verständnis jeder sog. "Krankheit" als Teil eines entwicklungsgeschichtlich Sinnvollen Biologischen Sonderprogramms (SBS) der Natur.

Die „momentane Konfliktverdichtung" hängt von der Dramatik des auslösenden Ereignisses ab und (meist noch mehr) von der subjektiven Wahrnehmung und Bewertung des Ereignisses durch die Betroffenen.

Ein Beispiel: Drei Ehefrauen ertappen ihre Partner auf frischer Tat bei einem Seitensprung. Ehefrau A „löst" diesen Konflikt real durch eine „Revanche" mit einem Jugendfreund. Frau B „löst" ihn, indem sie sich ab sofort hübscher und anziehender macht.

Nur Ehefrau C löst den Konflikt nicht, sondern „kränkt" sich, zieht sich zurück und redet mit niemandem über den Vorfall (selbst gewählte Isolation). Und erhöht damit ihr Krebsrisiko beträchtlich! Schlimmstenfalls bekommt sie (je nach „Konfliktschiene" a. d. Triebebne) einen Brust- oder Gebärmutterkrebs ...

Die wissenschaftliche Grundlage für das alles ist die „Neue Medizin" von Dr. Ryke Geerd Hamer und die von ihm gefundenen „5 biologischen Naturgesetze". Mehr dazu auf www.neue-medizin.de, in den Büchern laut Literaturverzeichnis sowie in meinem Buch „Der Krebsheiler Report".

Wie Du Dein Krebs-Risiko entscheidend mindern kannst

Das Risiko des „hochdramatischen Konfliktschocks" können wir entscheidend mindern, indem wir unsere Konfrontationsfähigkeit und -bereitschaft ständig verbessern. Es gibt einige „Zaubersprüche" (Anker), die uns dabei helfen können:

„Es ist, wie es ist" (bei Aufkommen von Angst oder Ärger), „Ich bin, der ich bin" (bei Schuldgefühlen und Selbstwertproblemen) und „Es gibt eine Lösung" (bei scheinbar aussichtslosen Situationen). Das Wichtigste: jeder Situation möglichst sofort ins Auge blicken und bewusst entscheiden, ob wir sie akzeptieren oder ändern wollen – und es dann tun!

Das Risiko der zu langen Isolation können wir entscheidend mindern, indem wir unsere Kommunikationsfähigkeit und -bereitschaft ständig verbessern und erneuern. Das geht nur durch tägliches Üben – mit dem Partner, mit Freunden und Kollegen und/oder in einer liebevollen Trainingsgruppe. Das Wichtigste: Großzügig mit Ermutigung und aufrichtiger Anerkennung sein, aber geizig mit Kritik – vor allem gegenüber uns selbst!

Das Risiko der „herabgesetzten körperlichen, geistigen oder seelischen Disposition" können wir entscheidend mindern, indem wir natürlicher leben, als es allgemein üblich ist.

Viel frisches, rohes Obst und Gemüse aus biologischem Anbau essen, tierische Nahrung reduzieren, täglich zwei bis drei Liter reines Wasser trinken und viel Bewegung in frischer Luft machen.

Die ständig zunehmenden „Freien Radikale" mit kraftvollen Antioxidantien neutralisieren, eine sinnvolle, gerecht bezahlte Arbeit und liebevolle Beziehungen mit Menschen haben.

Das Wichtigste: Tu, was Du liebst und gib, was Du haben willst! Geben und Teilen ohne Berechnung sind wahre Wundermittel – siehe dazu später.

Nimm Dir täglich eine halbe Stunde Zeit für Dich, um Dich immer wieder neu zu „be-sinnen", z.B. durch schöne Musik, langsam Laufen oder schnell Gehen in der Natur – vor allem im Wald, durch Yoga oder einfach durch Meditation in der Stille.

Wie Krebs abläuft und
die Heilung vor sich geht

Die erste Phase einer Krebserkrankung nennt Hamer die „konfliktaktive" oder „kalte" Phase. In dieser Phase manifestiert sich der Krebs als Tumor (nur wenn das betroffene Organ vom Althirn gesteuert wird, wie z.B. die Brust) ODER als Nekrose des Gewebes (nur wenn das Organ vom Großhirn gesteuert wird, wie z.B. die Eierstöcke).

Wird der Konflikt gelöst, beginnt sofort die „warme" Heilungsphase. Ein allfälliger Tumor wird (bei natürlicher Lebensweise von Mikroben) abgebaut oder (bei Zivilisationen mit Antibiotika in der Regel) nur verkleinert und abgekapselt.

Allfällige Nekrose-Löcher werden mit Hilfe von Mikroben aufgefüllt, bei überschießender Heilung (bei Zivilisationsmenschen normal!) entsteht ein harmloser „Heilungsphasen-Tumor".

Gleichzeitig schwillt das zugehörige „Hirn-Relais" an und es entsteht ein Ödem, das oft fälschlicherweise als Hirntumor diagnostiziert und behandelt wird.

Am Ende der Heilungsphase ist das Krebsgeschehen endgültig abgeschlossen – die sog. „Metastasen-Theorie" ist eine, durch nichts bewiesene Hypothese. In Wahrheit handelt es sich dabei um erneute „biologische Konflikte", meist ausgelöst durch falsche Diagnosen oder unbedachte Worte eines Arztes.

Die meisten Krebsgeschehen verlaufen völlig unbemerkt: wir sind etwas hektischer als sonst, haben kaum Appetit, kalte Hände, kalte Füße und finden keinen erholsamen Schlaf.

Dann plötzlich wendet sich das Blatt und wir bekommen wieder warme Hände und Füße. Die Hektik weicht einer unerklärlichen Schlappheit, der Appetit ist wieder da und meist auch ein leichter Druck im Kopf, der bis zur Migräne ausarten kann.

Kurz darauf ist der ganze Zauber vorbei – das „Krebsgeschehen" ist abgeschlossen. Was manchmal übrig bleibt, ist ein kleiner, harmloser, abgekapselter Tumor-Rest, der dann irgendwann nach 10, 20, 30 oder 40 Jahren bei einer Routine-Untersuchung zufälligerweise entdeckt wird ...

Ich, du, er, sie, es – wir alle haben schon mehrfach (einen kleinen) Krebs gehabt und ihn heil überstanden, denn Krebs ist in der Regel völlig harmlos.

Nur wenn unsere Disposition stark herabgesetzt ist UND ein urplötzliches Ereignis uns (subjektiv) existenzbedrohend erscheint UND wir uns längere Zeit in der Isolation vergraben, kann ein größerer Krebs entstehen, der sich dann als Tumor oder Nekrose des Gewebes sichtbar manifestiert. Doch das ist die seltene Ausnahme und nicht die Regel!

Mit zwei weiteren bahnbrechenden, aber sehr wenig bekannten wissenschaftlichen Entdeckungen und drei typischen Fallberichten von Hunderten ähnlichen werde ich diese kühne Behauptung nun untermauern. Fasse es, wer es fassen kann.

Breuß, Hackethal, Hamer – die Essenz

Die erste dieser Entdeckung verdanken wir dem bisher erfolgreichsten Krebsarzt aller Zeiten: Professor Dr. med. Julius Hackethal. Dieser hat zweifelsfrei herausgefunden, dass hochaktives, schnell wachsendes Krebsgewebe unter dem Mikroskop durch nichts von inaktivem, totem, ehemals schnell gewachsenem Krebsgewebe zu unterscheiden ist!

Das heißt im Klartext, dass jeder Abstrich und jede andere Gewebeprobeuntersuchung irreführend und daher äußerst gefährlich sein können!

Hackethal warnte daher immer wieder: „Hütet euch vor der Krebs-Musterung!" Womit er die sicher gut gemeinten Vorsorgeuntersuchungen gemeint hat …

Jede vierte Frau über 40 hat „Krebs"

Die zweite, ebenso kaum bekannte wissenschaftliche Entdeckung verdanken wir dem dänischen Pathologen Dr. med. Johan Anderson. Dieser hat nämlich nach jahrelanger Forschungsarbeit herausgefunden, dass im Durchschnitt jede vierte Frau über 40 altes, inaktives Krebsgewebe in ihrer Brust hat.

Umgerechnet bedeutet das, dass allein in Österreich derzeit rund 400.000 Frauen einen – abgekapselten, inaktiven und daher völlig harmlosen – kleinen Brustkrebs mit sich herumtragen!

„Nach den Thesen der Schulmedizin müssten fast alle diese Frauen unbehandelt nach spätestens 10 Jahren an ihrem Krebs verstorben sein.", schrieb Dr. med. Julius Hackethal in seinem Buch „Der Meineid des Hippokrates".

Tatsächlich sterben aber statt der schulmedizinisch errechneten 40.000 jährlich in Österreich „nur" an die 1400 (meist „behandelte") Frauen an Brustkrebs.

Hackethal: „Wenn wir also feststellen, dass die Nichtbehandlung eines kleinen Krebsherdes wesentlich höhere 10-Jahres-Überlebensraten als die Behandlung bewirkt, so folgt daraus, dass in den letzten 30 Jahren – insbesondere seit der Einführung der gesetzlichen Krebsvorsorge – Millionen Menschen mit kleinen Krebsherden für viele Milliarden Mark unnötig verstümmelt und viele Tausend unnötig getötet wurden." *(Quellen: siehe Literaturverzeichnis)*

Zwei Frauen – zwei Geschichten

Dazu die Geschichten von zwei Frauen, die ich persönlich gekannt habe: Beiden Frauen, es waren zwei Wienerinnen, über 70, lebenslustig und vital, wurde nach einer Vorsorgeuntersuchung gesagt, dass sie höchstwahrscheinlich Brustkrebs hätten ...

Frau T. lässt sich daraufhin (nach einer „positiven" Gewebeprobe) die linke Brust einschließlich der Achselhöhlen-Lymphdrüse entfernen, mit anschließenden Bestrahlungen, Chemotherapie, etc., etc. bis zum bitteren Ende ...

Frau K. („Bei mir wird nix herumgeschnipselt!") fastet 42 Tage lang mit Gemüsesäften und Kräutertees (Breuß-Kur) und geht dann wieder zum Röntgen. Ergebnis: Der „Krebs" ist weg!

Wenn Du das eben Gelesene verstanden hast (und zumindest als vorläufige Information annehmen konntest), wirst Du möglicherweise schon ahnen, was die häufigste aller „Krebs-Ursachen" ist:

Die häufigste "Krebs-Ursache"
ist in drei von vier Fällen eine falsche
oder irreführende Diagnose „Krebs"!

Und das schreibe ich nicht aus Jux und Tollerei oder weil ich mich damit wichtigmachen will.

Nein, ich schreibe es aufgrund meiner Studien, langjährigen Erfahrungen und im Bewusstsein meiner Verantwortung, dieses Wissen aus der Praxis mit anderen teilen zu müssen.

Zu teilen mit Hunderttausenden ahnungslosen, völlig gesunden Patienten und mit Tausenden genauso ahnungslosen Ärzten.

Die größte Leistung von Rudolf Breuß

Die größte Leistung des berühmten österreichischen Naturheilers Rudolf Breuß war aber nicht seine strenge Saftkur, mit der er glaubte, den Krebs aushungern zu können, sondern dass er Tausende falsch diagnostizierte Frauen und Männer vor den Schäden der üblichen Krebsbehandlung bewahrte!

Denn mit größter Wahrscheinlichkeit hatten die beiden, beschriebenen älteren Damen nur totes, abgekapseltes Krebsgewebe in ihrer Brust, das man mit Heilfasten zum Verschwinden bringen kann, aber nicht muss. Ob die Breuß-Kur auch bei einem aktiven, schnell wachsenden Krebs helfen kann, ist mir nicht bekannt. Mit der „not-wendigen" geistigen Einstellung vielleicht, ohne diese wohl kaum.

In der Heilungsphase von althirngesteuerten Krebsgeschehen (wie z.B. Brustkrebs) kann die Breuß-Kur helfen, die dramatische Vergiftung und Übersäuerung des Körpers zu mildern und die Schmerzen dadurch merklich zu verringern. In der Heilungsphase von großhirngesteuerten Krebsgeschehen ist sie kontraproduktiv, weil der entstehende Heilungsphasen-Tumor dabei gebraucht wird – siehe Story!

Das Opfer sprang ihnen vom Skalpell

„Herzlichen Glückwunsch, Almut, Du hast das Schlimmste bereits hinter dir. Du musst einen Konflikt gehabt haben, den Du gelöst hast."

Diese erlösenden Worte sage der geniale deutsche Internist Doktor Ryke Geerd Hamer zu einer jungen Frau, nachdem ihr im Oktober 1988 von anderen Ärzten „verkündet" worden war, dass sie einen schnell wachsenden Tumor in ihrem Bauch habe, der sofort operiert werden müsse, weil akute Lebensgefahr bestünde.

Das war einige Jahre vor jener Zeit, in der ich mit Doktor Hamer sehr erfolgreich zusammenarbeitete. Eines Tages lernte ich dabei auch Almut Beck kurz kennen, von der diese Geschichte handelt.

Ich organisierte für Dr. Hamer große Events und Seminare für interessierte Ärzte und Therapeuten. Dank meiner guten Beziehungen zu Kurt Falk gelang es mir sogar, ihn aufs Titelblatt von „Täglich Alles" zu bringen, der damals zweitgrößten Tageszeitung Österreichs. Dem genialen Zeitungsherausgeber Kurt Falk verdanken „Bruder Baum" und ich übrigens sehr, sehr viel. Danke! Danke! Danke!

Es kam zu dem üblichen, panikauslösenden Ritual: Die Ärzte steckten ihre Köpfe zusammen und tuschelte in Anwesenheit von Almut. Dann erfolgte die Verkündung der Lebensgefahr, es müsse schnell operiert, nein, es müsse sofort operiert werden.

In Wahrheit handelte es sich dabei aber um einen sogenannten Heilungsphasen-Tumor, der harmlos bleibt, solange er NICHT gleich herausgeschnitten wird, sondern erst viel später, wenn er nach Monaten zu einer festen Zyste geworden ist. Denn am Anfang kann das Heilungsgewächs mit allem, was es umgibt (auch mit lebenswichtigen Organen), stark verwachsen sein. Gleich zu operieren wäre sehr gefährlich.

Die Ärzte übten Druck aus, doch es nützte ihnen nichts. Das „Opfer" sprang ihnen regelrecht vom Skalpell. Denn Almut wartete zum Entsetzen der meisten, die davon wussten, ein Jahr. Viele, die sie kannten, meinten damals, Almut erwarte ein Kind.

Noch am Tag vor der Operation diagnostizierte der zuständige Internist: „Der ganze Bauch ist voller Metastasen. Nichts mehr zu machen. Inoperabel!" Doch nichts davon entsprach den Fakten.

Denn Almut wurde im Beisein von Dr. Hamer ohne jegliche Komplikation operiert. Es wurde eine komplett abgekapselte Zyste, die von einem derben Mantel umgeben war, herausgeschnitten. Nach der Öffnung des Bauches sprang dem Chirurgen ein Gebilde wie ein großer Kürbis entgegen.

Nach kurzer Liegezeit von zehn Tagen wurde Almut nach Hause entlassen. Die nach der Operation eingeschickte histologische Probe bestätigte schulmedizinisch nochmals, was die die meisten Ärzte immer noch glauben: sehr bösartiger Ovarial-Krebs. Doch Almut war geheilt – und war es immer noch, als ich sie rund fünf Jahre später kurz kennenlernte.

Wer denkt, das war eine Wunderheilung, der irrt. Denn die Heilung von Ovarialkrebs erfolgt IMMER so – das ist ein Naturgesetz. Ich habe das bei einer zweiten Frau im Raum Mödling selbst miterlebt, die ebenfalls von Dr. Hamer behandelt wurde.

Bei einer dritten Frau, die Jahre später wegen der gleichen Sache sofort schulmedizinisch „therapiert" wurde (OP, Chemo, Strahlen), war danach tatsächlich nichts mehr zu machen. Hätte sie das hier Beschriebene gelesen, wäre sie noch am Leben.

Diese Geschichte soll nicht Gauben machen, dass die Heilung bei allen Krebsarten so problemlos verläuft.

Die meisten tun dies tatsächlich, doch einige wenige können bei falscher Behandlung auch tödlich enden – wie z.B. ein Leberkrebs der Frau eines bekannten österreichischen Schauspielers:

Dr. Hamer riet ihr zu einer hohen Tagesdosis Kortison, damit die Heilung nur langsam vor sich geht und das „Leber-Relais" im Gehirn nicht zu stark anschwillt, weil es dicht neben dem „Atem-Relais" liegt. Auf Anraten eines anderen Therapeuten setzte die Frau das Kortison aber völlig ab, bekam plötzlich keine Luft mehr und erstickte ...

Zusammenfassung

Drei von vier diagnostizierten Krebserkrankungen sind harmlose Heilungsgewächse oder noch harm-losere alte, längst tote, abgekapselte Tumor-Reste!

Was krank macht, ist dann oft erst die übliche Krebs-Behandlung ... und in den meisten Fällen auch noch ein frischer, „hochdramatischer Konflikt-Schock" DURCH die (oft falsche) Diagnose „Krebs"!

Um eine sichere Diagnose zu erhalten, brauchst Du ein Computer-Tomogramm Deines Gehirns und einen Arzt, der es lesen kann und auch will. Und das ist seit dem Fall „Olivia" alles andere als leicht. Denn über die geschäftsschädigende „Neue Medizin" dürfen Ärzte nicht einmal öffentlich reden.

Hundertmal besser ist es daher, es erst gar nicht so weit kommen zu lassen, sondern mit diesem neuen Wissen über die Entstehung und Heilung von Krebs sein Leben entsprechend zu gestalten, vor allem aber auf ein starkes Immunsystem zu achten.

„Denn primär ist der der beste Fachmann für Krebs, der alles tut, dass kein Krebs entsteht, und das erfolgreich!"

(Josef Kirschner, der bekannte Tritsch-Trasch-Moderator und Weltbestseller-Autor in meinen beiden weitgehend inhaltsgleichen Büchern „Krebsheiler packen aus" und „Der Krebsheiler Report".)

Keiner soll später sagen, er hätte es nicht gewusst:

Diese Information kann Leben retten.
Deren Verbreitung zu behindern,
ist ein Verbrechen.

Das ultimative Wundermittel: „Gib, was du haben willst!"

Im Sommer 1997 erfuhr einer meiner Freunde von einem geheimen Pakt der damaligen Regierungsparteien, die Neutralität Österreichs abzuschaffen und dafür der NATO beizutreten. Vizekanzler Wolfgang Schüssel verglich die Neutralität bei jeder Gelegenheit mit den Mozartkugeln und Lipizzanern und Bundespräsident Thomas Klestil trat öffentlich für den NATO-Beitritt Österreichs ein.

Meine Freunde und ich wollten das nicht so einfach hinnehmen. Doch was kann eine kleine Gruppe schon tun gegen die Übermacht der Rüstungsindustrie und ihrer Handlanger. Na alles! Denn solange die Welt steht, hat jede Veränderung immer zuerst in einer kleinen Gruppe begonnen.

Und so war es auch dieses Mal. Denn einer von uns hatte die verrückte, aber auch geniale Idee, dass wir bei den Bundespräsidentschaftswahlen 1998 einen eigenen, unabhängigen Kandidaten aufstellen könnten und den Wahlkampf dann als „Bühne" für unsere Friedensbotschaft nutzen würden.

Also machten wir einen „Schlachtplan" und verteilten die Aufgaben. Die beste Eignung als Kandidat hatte ein ehemaliger Kammerbeamter, denn er beherrschte mehre Fremdsprachen und hatte ein ausgesprochen seriöses Auftreten. Die meiste Erfahrung im Spendensammeln hatte unser Kommerzialrat Heinz B. Schmutzer. Das hatte er schon bei unserem Neutralitätsvolksbegehren bewiesen. Und ich sollte meine Erfahrung als Organisator und Medienprofi einbringen.

Doch als wir dann Mitte November 1997 die Medien zu unserer ersten Pressekonferenz im Presseclub Concordia in Wien eingeladen hatten, bekam unser Kandidat (oder seine Frau?) kalte Füße und flehte uns an, ihn von seiner Verpflichtung zur Kandidatur zu entbinden.

Also musste rasch jemand einspringen, der ebenfalls geeignet war, aber auch den Mut hatte, sich von den Medien „anpatzen" zu lassen. Nachdem sich niemand anderer fand, der Kandidat sein konnte, es wollte und auch das Okay seiner Frau dafür bekam, fiel die Wahl schließlich auf mich. Damit hatte ich nun drei Jobs: Wahlkampfleiter, Medienmanager und Kandidat!

Mit den Geschichten, die ich in den darauffolgenden drei Monaten erlebte, könnte ich ein ganzes Buch füllen. In unserem Fall entscheidend sind aber nur drei Dinge, die sich nach der Bundespräsidentenwahl ergaben:

- Der NATO-Beitritt Österreichs war vom Tisch!
- Ich war als Alleinverdiener und Familienvater von drei schulpflichtigen Kindern völlig pleite
- und hatte keine Ahnung, woher demnächst wieder Geld herkommen könnte.

Okay, völlig pleite war ich noch nicht. Denn ich hatte immerhin noch 200 Schilling in bar. Ein dazu passendes Sprichwort lautet „Geld verloren – wenig verloren, Gesundheit verloren – viel verloren, Mut verloren – alles verloren." So gesehen war ich also noch relativ reich. Denn meine Gesundheit war bestens und mein Mut ungebrochen.

Damit ausgestattet fuhr ich mit der Schnellbahn zu einem schon früher ausgemachten Treffen mit unseren Wiener Wahlhelfern in unserem Vereins-lokal in der Weißgerber Lände 1 im dritten Wiener Gemeindebezirk. Auf dem Weg dorthin stieg ich bei der Station „Wien Mitte" aus und ging durch den

Haupteingang der Bahnhofshalle auf die Landstraßer Hauptstraße hinaus.

„Herr Nooowak!" hörte ich da auf einmal von links eine raue Stimme schreien. „Ich hab Sie gewählt! Kommen's her zu uns!" Die raue Stimme gehörte einem dürren, schmuddeligen Obdachlosen, der sich mit anderen seinesgleichen um einen Würstelstand scharte. „Oh!" dachte ich. „Jetzt ziehe ich schon die Obdachlosen an! Was bedeutet das?" Doch gleich wieder war ich in meiner Mitte, ging hin zu der Gruppe, und wir plauderten ein wenig.

„Hearst Oida", sagte der Rufer schließlich. „I hob heut no nix g'gessen. Host net an Fufzger für mi?"

„Okay" dachte ich „ich habe heute schon zweimal was gegessen". Also gab ich ihm die verlangten 50 Schilling, und er kaufte sich damit eine heiße Burenwurst mit Senf und ein Bier. Danach verabschiedete ich mich rasch und fuhr mit dem O-Wagen zu unserem Treffpunkt.

In unserem Lokal angekommen wurde ich von gut einem Dutzend meiner Wiener Freunde und Freundinnen herzlich begrüßt und willkommen geheißen.

Ich erzählte ihnen von meinen letzten Erlebnissen bis zum Wahltag und schilderte ihnen dann auch meine prekäre finanzielle Situation.

„Na Brauchens a Geld, Herr Nowak?" fragte mich daraufhin jener frühere Kammerbeamte, der ursprünglich kandidieren hätte solle.

„Ja, natürlich!" antwortete ich. „Aber ich will mir nix mehr ausborgen." Das hatte ich in letzter Zeit schon zu oft getan.

„Nix ausborgen!" erwiderte der Ex-Kandidat, zog eine dicke, dunkelbraune Brieftasche aus seinem Sakko, öffnete sie und legte einen Tausender auf den Tisch. Daraufhin waren die anderen auch nicht fad und legten alles an blauen, braunen und grünen Scheinen auf den Tisch, was sie dabeihatten – in Summe **5.000 Schilling!**

Ich war so gerührt, dass mir fast schon die Tränen kamen und genoss den Abend mit meinen treuen Wahlhelfern dann als etwas ganz Besonderes. Später in der Schnellbahn so gegen 22 Uhr dachte ich über alles nach, und schon bald kam mir eine wirklich zündende Idee:

„Das waren ja nur die Wiener, die mich und meine Familie gerade so reich beschenkt hatten. Was ist, wenn ich meinen Freunden in den Bundesländern einfach einen Brief schreibe und ihnen die Situation genauso schildere?“

Diese Idee stimmte mich so zuversichtlich, dass ich gleich nach dem Ankommen zuhause zu Bett ging und so fest einschlief, dass ich erst um sechs Uhr des nächsten Tages erwachte.

Gleich nach dem Duschen und Frühstücken setzte ich mich hin und schrieb über hundert Briefe mit dem gleichen Text. Kurz vor sechs brachte ich dann die Briefe zu unserem Postamt in Mödling und war voller Erwartung, die nicht enttäuscht werden sollte. Denn was da in den nächsten zwei, drei Wochen nach und nach hereintrudelte, ergab den unglaublichen Betrag von **50.000 Schilling!**

Wieso haben meine Freunde und Wahlhelfer so viel gespendet? Was war ihre Motivation? Was ist da gelaufen? Nun, Ursache Nr. 1 war sicher das Gesetz des Rhythmus, dem auch Tag und Nacht, Ebbe und Flut, sowie Sommer und Winter folgen. Denn ich und meine Frau Edeltraud hatten sechs Monate lang alles gegeben, was wir geben konnten, und das mit Erfolg.

Als ich dann noch ohne jegliche Berechnung ein Viertel meines Vermögens einem Obdachlosen schenkte, musste das Pendel zwangsläufig in die andere Richtung schwingen.

Denn die kosmischen Gesetze und deren Vollziehung sind zum Unterschied von den menschlichen Gesetzen und deren Handhabung immer gerecht.

Der Segen des Zehnten

Die bekannteste Form des regelmäßigen Gebens ist der „Zehnte", dessen Segen so weit zurückreicht als wir denken können. Praktisch besteht der Zehnte darin, dass wir das, was der Bauer alljährlich automatisch tut, ständig tun – und das bewusst: Er nimmt einen Teil seiner Ernte und gibt ihn wieder her, indem er ihn der Erde anvertraut und weiß, dass ihm die Natur das Hundertfache zurückgeben wird.

Im Lexikon „Die Religion in Geschichte und Gegenwart" heißt es über die Stellung des Zehnten u.a., dass „schon Phönizier und Karthager den Zehnten kannten, der als kultischer Brauch überall in der Welt vorkommt, so bei den Griechen und Römern, bei den Babyloniern und Iraniern.

Aufs Ganze gesehen lässt sich die weltweite Verbreitung des Zehnten nur verstehen durch die Annahme, dass diese Sitte vielerorts und zu verschiedenen Zeiten selbständig aufgekommen ist."

Von Abraham an, der durch die ständige Hergabe des Zehnten seinen Reichtum begründete, rät die Bibel zum Zehnten als dem Auslöser der Fülle des Lebens. Und bis heute bekannten und bekennen viele der Reichsten und Erfolgreichsten, dass sie ihren Aufstieg und Wohlstand dem Zehnten verdanken.

Denn sie kennen das kosmische Gesetz, das ich erst 1998 für mich entdeckte, schon viel, viel länger:

„Gib, was du haben willst!"

„Geben" ist einer der 9 Schlüssel zur Deaktivierung eines „Schuld- und Sühneprogramms", das die erste Ursache für eine Krebserkrankung und andere „Selbstbestrafungen" sein kann – und damit eines der wertvollsten „Wundermittel" überhaupt.

Literaturhinweis:
„Der Schuld- und Sühne Unfug
und wie wir ihn beenden" von Kary Nowak
im Verlag Bücher mit Herz

Von da an ging's bergauf
Wahre Wunder durch Verzeihen

„Um Verzeihung bitten" und „aufrichtige Dankbarkeit" sind unvorstellbar wirksame Wundermittel (Davon erzählt die Geschichte „Die Heilung von Brustkrebs in einer Nacht"). Doch auch das Verzeihen selbst kann wahre Wunder vollbringen, und davon handelt diese Geschichte.

Es begann damit, dass mich im Juli 2003 während eines Trainings für mein „Herzteam" eine junge, hellblonde Frau mit leichtem Akzent ansprach, die wir hier Andrea nennen wollen. Sie war damals 21, stammte aus Polen, verdiente ihren Lebensunterhalt als Aushilfskellnerin und hatte für Österreich nur eine befristete Aufenthaltsgenehmigung.

Andrea hat große, graublaue, offene Augen, eine lange gerade Nase und einen vergleichsweise kleinen Mund. Ihre gertenschlanke Figur erinnert sofort an den durchtrainierten Körper der Häuptlingstochter Neytiri aus dem Kultfilm AVATAR, nur dass er nicht blau ist und auch keine dreieinhalb Meter hoch.

Ihre Mutter, die in sehr tristen Verhältnissen lebte, gab das Frühchen Andrea gleich nach der Geburt zur Adoption frei und kümmerte sich dann nicht mehr um sie. Erst viel später wollte sie ihr Kind wiederhaben und führte deswegen sogar einen Prozess gegen Andreas Ziehmutter. Das alles bewirkte, dass Andrea für sie nichts als Hass empfand.

Dank der ärmlichen, aber liebevollen Kinderstube bei ihrer Ziehmutter entwickelte Andrea rasch ein hohes Kommunikationsniveau, machte in Polen ihre Matura mit Auszeichnung und verdingte sich anschließend als Au-pair-Mädchen bei einer Schweizer Familie mit zwei kleinen Kindern, die gerade berufsbedingt in Deutschland lebte.

Dort lernte sie fast akzentfrei Deutsch sprechen und erwarb einen weit überdurchschnittlich großen Wortschatz. Danach verschlug es Andrea nach Salzburg in Österreich, wo sie eine Zeit lang einen MS-krankten Mann pflegte, den Vater einer der Powerfrauen meines Herzteams, die sie eines Tages zu einem meinem Netzwerker Trainings begleitete.

Ich erkannte bald, dass Andrea begeisterungsfähig, lernwillig und fleißig war. Also entschloss ich mich, sie in mein „Herzteam" aufzunehmen und ihr alles zu zeigen, was ich konnte. Während eines Trainings freundete sich Andrea mit meiner Tochter an. Da wir genug Platz in unserer Wohnung in Mödling hatten, zog sie im Februar 2004 bei uns in Mödling ein.

Danach war ich einige Zeit lang Andreas Mentor. Bald fiel mir auf, dass das meiste, was sie anpackte, zunächst sehr erfolgreich verlief, aber letztendlich immer wieder mit einem Verlust endete. Und zwar egal, ob es um Geld, um ihr heiß geliebtes Hobby, das Tanzen oder um Beziehungen ging. Mehrmals saß sie schluchzend neben mir und ich nahm sie wie eine Tochter tröstend in den Arm.

Und dann kam der Tag, an dem sich alles veränderte: Es war im Herbst 2005, als mein Freund Michael und ich ein Wochenend-Training in den Seminarräumen des Wiener Wirtschaftsmuseums veranstalteten, an dem auch Andrea teilnahm.

Während des Abschnittes „Verzeih dir und mir" ließ Michael die Teilnehmer in einer Art Halbtrance eine Treppe immer tiefer hinabsteigen, um dort vielleicht etwas zu finden, was noch nicht verziehen wurde. Andrea folgte den sanften Anweisungen Michaels und sah auf einmal im Dunkeln ein kleines Haus mit hellen Fenstern auftauchen.

Durch eines der Fenster konnte sie in ein Zimmer hineinsehen – und dann ihre leibliche Mutter in ihren tristen Lebensumständen. Und zum ersten Mal in ihrem Leben empfand sie keinen Hass mehr auf sie, sondern Mitgefühl!

Von da an ging es in Andreas Leben ständig bergauf: Sie heiratete, bekam eine gut bezahlten Job in einem großen Sportgeschäft und richtete sich mit ihrem jungen, handwerklich geschickten Mann eine wunderschöne Wohnung in Wien 14 ein.

Aus der anfänglichen Zweckehe (dauerhaftes Aufenthaltsrecht!) wurde allmählich eine echte Liebesbeziehung und aus der Wohnung ein eigenes Haus mit Garten in einer kleinen Wienerwaldgemeinde!

Die Lektion: Egal, was unsere Eltern auch getan oder unterlassen haben, in jedem Fall haben sie uns das Leben geschenkt! Und allein dafür verdienen sie unsere aufrichtige Dankbarkeit und bedingungsloses Verzeihen! Und das nicht nur aus ethischen Gründen – wie die diese Geschichte uns lehrt – sondern auch aus purem Egoismus!

Literaturhinweis: „Der Schuld- und Sühne Unfug und wie wir ihn beenden" von Kary Nowak

Natürlich immun

*„Wir haben immer mehr Menschen,
die bereits immun sind. Wozu brauchen wir dann
noch die Impfung? Die natürliche Immunität ist
doch viel besser!"* (Gerald Hüther)

Ins gleiche Horn stößt der CEO des Pharmariesen Merck. Das Unternehmen hatte bereits zwei gut verträgliche Impfstoffe gegen Covid-19 entwickelt, ist aber dann zu der Auffassung gekommen, dass natürliche Immunisierung der bessere Weg ist.

Der Plan, Millionen Menschen mit kaum erprobten „Impfstoffen" künstlich zu immunisieren, ist bereits gescheitert, auch wenn es die Profiteure und ihre Handlanger nie eingestehen werden. Die natürliche Immunisierung ist weit weniger gefährlich und wie bei einer Grippe völlig ausreichend.

Die S-Antikörper von „Geimpften" sehen übrigens anders aus als die N-Antikörper (Nukleokapsid-Proteine) von Genesenen. Schützen sie dann überhaupt vor Covid-19? Oder vielleicht nur gegen das künstliche „S1-Spike-Protein", das die genmanipulierten Zellen von „Geimpften" erzeugen? Das würde erklären, weshalb die Wirkung so miserabel ist:

Im September 2021 hatte ich ein Telefongespräch mit einem guten Freund in der Schweiz, der 20 Jahre jünger ist. Er ist beruflich viel unterwegs und wollte die lästigen „Nasenbohrer-Tests" endlich loswerden.

Also ließ er sich trotz der ihm bewussten Gefahr gegen Covid-19 „impfen", und zwar mit dem mRNA-Impfstoff von Moderna. Doch einige Wochen nach der zweiten Genspritze erkrankte er plötzlich schwer an Covid-19 und war mehrere Wochen im Spital. Als ich ihn danach anrief, war seine Lungenfunktion immer noch unter 50 % …

Und das waren zur gleichen Zeit die FAKTEN in Österreich: 53,45 % der über 60jährigen hatten einen „Impfdurbruch", was nichts anderes bedeuten kann, als dass die „Impfungen" völlig wirkungslos waren – denn ein „Erfolg" von 50 % kann auch mit einem Placebo erreicht werden! (Quelle: www.tkp.at)

Unser natürliches Immunsystem

… schützt uns hingegen wirklich vor schädlichen fremden Organismen und Stoffen, die tagtäglich in unseren Körper gelangen oder dort gebildet werden, also vor Parasiten, Pilzen, Bakterien, Viren, und diversen Giftstoffen von außen und innen. Unser Immunsystem besteht aus verschiedenen Zelltypen, Organen, Botenstoffen und Enzymen. Es ist äußerst komplex aufgebaut und noch lange nicht ganz erforscht. Wir haben ein angeborenes (unspezifisches) und ein erworbenes (spezifisches) Immunsystem. Beide arbeiten eng miteinander zusammen.

Zum **angeborenen Immunsystem** gehören alle Abwehrreaktionen des Körpers, die von Geburt an vorhanden sind, z. B. die Barrierefunktion der Haut, die ausschwemmenden Eigenschaften wie z.B. die Schleimstoffe der Atemwege, mit deren Hilfe Erreger und Fremdstoffe ausgehustet oder -genießt werden.

Auch die Fresszellen (Phagozyten) sind angeboren, ebenso wie die Fähigkeit zur Einleitung entzündlicher Prozesse und das „Komplementsystem", das eigenständig Mikroorganismen bekämpfen kann. Rund 30 Eiweißverbindungen „schwimmen" frei im Blutserum oder sind an Zellen gebunden.

Das erworbene Immunsystem entwickelt sich erst im Laufe des Lebens. Es leitet zu den täglich auftretenden Krankheitserregern und Fremdstoffen passende Gegenmaßnahmen und Strategien ein.

Übertriebene Hygiene und ständiger Einsatz von Desinfektionsmitteln sind daher kontraproduktiv. Der Körper „glaubt" dann, es gäbe keine Krankheitserreger mehr, und das Immunsystem kann nicht üben, so dass es bei einem tatsächlichen Angriff von außen nicht darauf vorbereitet ist.

Das erworbene Immunsystem ist erst ab der Pubertät voll ausgebildet, und im höheren Alter nimmt seine Leistungsfähigkeit wieder ab. Doch auch schon im jungen und mittleren Alter kann es zu Leistungsschwächen des Immunsystems kommen.

Ernährungsfehler, Rauchen, Alkohol, Medikamente, Dauerstress, und Bewegungsmangel und chronische Erkrankungen schwächen das Immunsystem. Zu viel Fleisch und Zucker können das Immunsystem schwächen, während pflanzliche, vitalstoffreiche Ernährung das Immunsystem stärkt.

Wenn ein Krankheitserreger zum ersten Mal von unserem Körper bemerkt wird, braucht das erworbene Immunsystem bis zu sieben Tage, bis alles vorbereitet ist, um ihn zu beseitigen. Bis dahin muss das angeborene Immunsystem alles tun, um den Erreger unter Kontrolle zu halten. Während dieser

Zeit fühlen wir uns krank. Sobald das erworbene Immunsystem bereit ist, bessert sich das Befinden. Kommt es nach einigen Monaten oder Jahren zu erneut zum Kontakt mit dem gleichen oder einem ähnlichen Erreger (Kreuzimmunität), erinnert sich das erworbenen Immunsystem sofort, und der Erreger kann augenblicklich eliminiert werden. Wir bemerken dann davon meist gar nichts mehr.

So stärkst Du Dein Immunsystem

„Die Mikrobe ist nichts, das Milieu ist alles!"
(Pierre Jaques Antoine Béchamp und am Sterbebett auch Louis Pasteur)

Dass diese geniale Entdeckung auch in der Praxis stimmt, kann jeder bestätigen, der nach der von mir entwickelten „Jungbrunnen-Methode" lebt – *mehr dazu bei <u>www.jungbrunnen-methode.com</u>*

Denn damit hatte ich seit 22 Jahren keine einzige stärkere Erkältung mehr und schon gar nicht eine Vogel-, Schweine- oder ganz normale Grippe!

Und das hilft Deinem Immunsystem ganz besonders:

- Wende Dein Wissen aus dem Kapitel „Nie mehr Angst" so oft wie möglich an! Angst ist der schlimmsten Feind des Immunsystems. Mein Zusatztipp: Medienfasten!
- Lenke Deine Aufmerksamkeit auf das allzeit präsente Gute und Schöne im Leben! Singe! Tanze! Lache! Höre gute Musik und schau Dir lustige, aufbauende Videos an.
- Tanke reichlich Vitamin C und das Sonnenvitamin D3! Siehe diesbezügl. Artikel
- Beweg Dich viel in der frischen Luft! Geh in die Natur und sorge auch für einen erholsamen Schlaf! Bewegungs-, Schlaf- und Sauerstoffmangel machen richtig krank.
- Reduziere den Elektrosmog am Arbeitsplatz, zuhause und vor allem im Schlafzimmer: Handy (5G!) und WLAN ausschalten und pathogene Felder neutralisieren.
- Gönn Dir den genialen Artikel „Der Darm funktioniert wie ein Gemüsegarten" von Dr. med. Ulrich Mohr und lerne daraus! (S. 141)

Die Immun-Kraft im Darm

Unser Darm funktioniert wie ein Gemüsegarten. Wenn Du ihn gut behandelst, dann wirst Du viel Freude mit ihm haben: Niemals Verstopfung, niemals Durchfall, niemals Erkältungen, niemals Allergien und niemals Hunger!

„Zu schnell, zu viel, zu oft" .... essen, und das täglich, verursacht bei jedem mit der Zeit einen „chronischen Darmschaden" – und damit ein schwaches, gestörtes oder überschießendes Immunsystem. Zu viel Zucker oder zu viele Getreideprodukte tun es auch. Deshalb gibt es in den Industrieländern kaum jemanden mehr, der noch einen gesunden Darm hat.

Die Heilung beginnt sofort, wenn Du ...

- langsamer und bewusster isst und gut kaust,
- jede Portion max. die Größe Deiner Faust hat,
- Zucker durch Erythrit, Xylit o. Stevia ersetzt
- und Deinem Darm zwischen der letzten und ersten Mahlzeit 12 – 16 Stunden Pause gönnst.

Leichter und schneller geht alles ...

... mit dem einzigartigen GFP-Komplex aus den Zellwänden des Zunderschwamms. Aus neuesten wissenschaftlichen Studien geht hervor, dass damit sogar schwere Erkrankungen des Darms auf ein wesentlich besseres Niveau gebracht werden konnten – verbunden mit dem Aufbau eines starken u. intelligenten Immunsystems in der Darmschleimhaut. Mehr dazu später.

Die Apfel-Demo:
Du bist, WIE du isst

Hast Du dich schon einmal gefragt, warum die Wildtiere in der Natur ein ganzes Leben lang topfit und gesund sind und erst kurz vor ihrem Tod ihre Kraft verlieren? Ein durchschnittlicher Mitteleuropäer hingegen ist die Hälfte seines Lebens (!!) chronisch krank. Wo liegen die Ursachen für diesen erstaunlichen Unterschied?

Einer der Unterschiede ist, dass die Wildtiere lange Essenspausen einlegen, weil es in dieser Zeit eben nichts zu fressen gibt. Die primäre Ursache dürfte aber darin liegen, dass sie instinktiv wissen, WAS sie essen, WANN sie essen und WIE sie essen sollen – und es auch tun. Wir hingegen haben all das verlernt.

Über das WAS können wir jede Menge von den Schimpansen lernen, denn ihr Verdauungssystem gleicht dem unseren aufs Haar. Schimpansen essen primär grüne Blätter, Stängel- und Wurzelgemüse, sonnengereifte Früchte und deren Kerne. Bis zu 10 % ernähren sie sich von tierischem Eiweiß und da wiederum primär von Vogeleiern und Insekten.

Ich bin zwar kein Schimpanse, esse aber ebenfalls hauptsächlich biologisch gewachsenes Gemüse – roh, gedämpft oder in Butter gegart – sowie viele rohe Beeren und Früchte aus biologischem Anbau. Meine Haupteiweißquelle sind Hühnereier und Mandeln, einmal Fisch und einmal ein wenig Fleisch pro Woche. Zucker esse ich keinen und auch nur wenig Mehliges, dafür umso mehr Schlagobers, Butter und andere halbwegs gesunde Fette.

Um bildhaft zu zeigen, WAS, WANN und WIE wir Menschen normalerweise essen, mache ich hin und wieder bei meinen Vorträgen eine nicht ganz ernst zu nehmende Demo mit einem Apfel. Genau diese Demo versuche ich hier in Worte zu fassen:

Stell Dir vor, ich sitze an einem Tisch, auf dem eine Schneidbrett aus Holz, ein Küchenmesser und ein gelbroter Apfel liegen. Der Apfel – ein Elstar – hat einen Durchmesser von ca. 7 cm und wiegt ca. 160 Gramm. Ich nehme den Apfel in meine linke Hand, das Messer in die rechte und sage:

„Dieser Apfel ist biologisch gewachsen, sonnengereift und roh – und ich habe gerade richtig Appetit darauf. Wenn er nicht biologisch gewachsen wäre, dann müsste ich jetzt die Hälfte wegschneiden."

(Anmerkung: Ich schneide den Apfel jedes Mal in zwei gleiche Teile, wenn hier das Wort „Schnitt" steht.)

„Und somit hat der verbleibende Rest jetzt nur mehr 80 Gramm. Wenn er auch nicht sonnengereift wäre, müsste ich ihn wieder halbieren." (Schnitt) „Und wenn er auch noch gekocht wäre – so wie in einem Apfelstrudel – dann müsste ich ihn natürlich nochmals in die Hälfte teilen." (Schnitt)

„Also habe ich jetzt nur mehr ein Achtel des ursprünglichen Apfels, das lediglich 20 Gramm wiegt."

Sind wir Chinesen?

Spätesten da kommt aus dem Publikum immer der Einwand, dass die Chinesen so gut wie gar keine Rohkost essen, sondern alles in irgendeiner Form garen. In meiner jugendlichen Überheblichkeit (mit 57) antwortete ich darauf gerne mit der Frage: „Sind wir Chinesen?". Das befriedigte die wissbegierigen Teilnehmer, von denen diese Frage kam, allerdings kaum. Später wurde an dieser Stelle auch immer wieder die TCM (Traditionelle Medizin) ins Spiel gebracht, was die Sache für mich noch ein wenig schwieriger machte.

Heute bin ich schon „ein kleines bisschen weiser" und versuche daher hier in aller Kürze etwas differenzierter auf diesen berechtigten Einwand einzugehen: Bei der TCM handelt es sich, wie schon das Wort „Medizin" erkennen lässt, um Ratschläge für Kranke und nicht für vollkommen Gesunde.

Vollkommen Gesunde sind in den Industrieländern allerdings zu einer ausgesprochenen seltenen Spezies geworden. Also sind die Weisheiten der TCM für die meisten Menschen genau richtig. Denn ein Mensch mit einem chronischen Darmschaden (die Regel) verträgt eben Rohkost nicht besonders gut – und schon gar nicht, wenn er sie mit Brot oder anderen Getreideprodukten vermischt, das Ganze weitgehend unzerkaut verschlingt und mit Bier nachspült, damit es überhaupt runterrutscht.

Für solche Menschen wirkt Rohkost wie Gift. Hast Du Dich aber einmal entschieden, den Weg der vollkommenen Gesundheit zu gehen, dann führt an der biologisch gewachsenen, sonnengereiften Rohkost kein Weg vorbei. Hunderte sensationelle Erfahrungsberichte sind der Beweis dafür. *(siehe Literatur)*

Unabhängig davon sollten wir uns vielleicht einmal Gedanken darüber machen, was mit uns geschieht, wenn wir ausschließlich gekochte oder anderweitig denaturierte Nahrung zu uns nehmen. Bekommen wir dann noch genug „Licht"?

Was ist unsere wahre Natur? Welche Nahrung braucht unsere wahre Natur? Wir klären das vielleicht später. Doch nun weiter mit unserer Demo:

An apple a day keeps the doctor away

„Manche Menschen essen auch dann einen Apfel, wenn sie keinen Appetit darauf haben, nur weil das angeblich so gesund ist. „An apple a day keeps the doctor away.", heißt es doch, oder? Doch wenn das WANN und das WIE nicht stimmen, dann ist das kompletter Unsinn – und ich müsste daher wieder die Hälfte des Apfels wegschneiden." (Schnitt)

Während meiner politischen Abenteuer in den 90er-Jahren hatte ich einen besonders energiestrotzenden Mentor und Partner, der rund 20 Jahre älter war als ich. Sein „Gesundheitsrezept" war es, statt eines Mittagessens nur ein Joghurt einzunehmen, dafür aber am Abend gemütlich richtig fein zu speisen. Was dabei nie fehlen durfte, waren Brot, Käse und Weintrauben, sowie jede Menge andere rohe Früchte, von denen er jede Menge verdrückte.

Da er – wie gesagt – von Natur aus ein Energiebündel war, ging das lange Zeit gut – bis eines Tages der Blutdruck anstieg, die Zuckerwerte in die Höhe gingen, usw., usw., und die verschiedenen „Pulverln", die er einnehmen musste, immer mehr wurden.

Für einen energiegeladenen Menschen sind das alles unbedeutenden Kleinigkeiten, die er einfach wegsteckt. Nicht verdrängen konnte er aber schließlich eine rasch fortschreitende Makula-Degeneration, an der er schließlich erblindete und die ihn zu einem hilflosen Greis machte. Jedes Mal, wenn ich ihn dann so in seinem Sessel sitzen sah, kamen mir beinahe die Tränen über dieses Drama eines Menschen, der einst so voller Energie und Tatendrang war – doch wieder zurück zur Demo.

Das Apfelstück, das ich jetzt in der Hand halte, ist nur mehr 1/16 des ursprünglichen Apfels und wiegt nur mehr 10 Gramm. Links neben mir liegt ein Berg von verschieden großen Apfelstücken, die insgesamt 150 Gramm wiegen.

„Das, was da links von mir auf dem Tisch liegt, ist Müll für unseren Körper", sage ich. „der unseren Körper viele Stunde lang belastet. Doch meine Demo ist damit noch nicht zu Ende."

Ich nehme das winzige Stück Apfel in die linke Hand, das Messer wieder in die rechte und sage: „Nehmen wir an, ich rieche erst an dem Apfel, stecke ihn dann genussvoll in den Mund und kaue ihn, bis er ein dünner Brei ist, ehe ich ihn runterschlucke.

In diesem Fall bliebe mir das kleine Apfelstückchen vollkommen erhalten. Weil ich aber grad Stress hab und weder rieche noch ordentlich kaue, muss ich wieder die Hälfte wegschneiden und dabei gut aufpassen, dass ich mich nicht in die Finger schneide." (Schnitt)

Warum sich langsam essen lohnt

„Da ich mein Obst meistens genussvoll und langsam esse, ist mein Magen noch halbwegs in Ordnung und kann das gerade geschluckte Apfelstückchen gut für meinen Darm vorbereiten. Wäre mein Magen nicht mehr so fit, dann müsste ich das Stückchen wiederum halbieren." (Schnitt)

Das verbleibende Apfelstücken ist jetzt nur mehr winzig klein und wiegt bloß 2,5 Gramm, doch es geht noch weiter.

„Da ich nur selten größere Portionen esse, als meine Faust groß ist und meinem Darm täglich 14 bis 16 Stunden Ruhe gönne, dankt er es mir mit einer überdurchschnittlich guten Verdauung, mit dem Ergebnis, dass ich niemals Hunger habe. Hätte ich aber – so wie die meisten Menschen – einen mehr oder weniger stark ausgeprägten chronischen Darmschaden, dann müsste ich das Apfelstückchen nochmals halbieren." (Schnitt)

Meine Gewohnheit, langsam und genüsslich zu essen und dabei auch ausreichend zu kauen verdanke ich meiner Kinderstube. Niemals wurde ich von meinen Eltern oder meiner Großmutter gezwungen, schneller zu essen, etwas aufzuessen oder zu essen, wenn ich gar keinen Appetit hatte.

Erst im Kindergarten begannen die ersten Versuche, mir mein instinktiv richtiges Essverhalten abzugewöhnen. Doch es scheiterte kläglich an meiner kindlichen Sturheit. Und jetzt zum Abschluss der Demo:

Nach dem letzten Schnitt hebe ich das winzige Stückchen Apfel, das nur noch 1,25 Gramm wiegt, hoch, zeige es allen, stecke es in den Mund und sage dann:

„Und davon leben wir."

Wir essen nicht für uns

In der Tat ist es so, dass wir viel weniger Essen brauchen, als allgemein angenommen wird – vorausgesetzt wir essen das Richtige zur richtigen Zeit und in der richtigen Art und Weise! Außerdem essen wir nicht für uns selbst, sondern für all jene Bakterien und anderen Mikroben, die unseren Körper besiedeln und mit denen wir in ständiger Symbiose leben.

Sind es primär die „Guten", dann verlangen sie nach echten Lebens-Mitteln, die uns guttun, wie z.B. biologisch gewachsenes, sonnengereiftes, rohes und frisches Obst und Gemüse – und wir bekommen Appetit darauf. Die „Schlechten" hingegen, wie z.B. der Candida-Pilz verlangen nach Zucker und allem, was süß ist – und wir bekommen Heißhunger darauf.

Da mein Darm einigermaßen gesund ist, beziehe ich mein tägliches Eiweiß nicht nur über meine Nahrung, sondern auch aus dem Stickstoff der Luft, der mit Hilfe von Bakterien in meiner Lunge zu Proteinen verstoffwechselt wird. Dass so etwas möglich ist, wird natürlich von der etablierten Wissenschaft bestritten.

Das ändert nichts daran, dass Menschen mit gesunder Verdauung viel weniger Nahrung brauchen als der Durchschnitt und trotzdem nie Hunger haben! Mit 21 lebte ich während einer Bergwanderung in Salzburg drei Tage lang ausschließlich von Licht und Quellwasser – und blieb topfit!

„Der Mensch lebt nicht vom Brot allein, sondern von einem jeglichen Wort Gottes.", heißt es im Neuen Testament. Könnte es sein, dass das nicht nur ein frommer Spruch ist, sondern ein ganz großes Geheimnis, das es noch zu lüften gilt?

Könnte es vielleicht sein, dass wir bei „richtiger" Ernährung auch das Sonnenlicht und das „Energiemeer", in dem wir schwimmen (das Wort Gottes?) in nutzbare Energie umwandeln können? Wie sonst gäbe es dann Menschen, die ein paar Jahre oder auch ein ganzes Leben lang allein von „Licht und Liebe" leben – und zwar mehrfach klinisch geprüft!

Ich habe selbst drei Menschen näher kennengelernt, die sich Monate lang nur von „Licht und Liebe" ernährten und sich „Pranier" (von „Prana") nennen.

In einer Großstadt wie Wien funktioniert das übrigens nicht, wie mir ein noch immer praktizierender „Pranier" aus Niederösterreich verriet. Sollte uns das nicht zu denken geben?

Unabhängig davon brauchst Du all das, was ich während der Apfel-Demo „dahergeredet" habe, nicht allzu ernst nehmen, aber vielleicht doch ernst genug, dass es für Dich ein wenig von Nutzen ist.

Christian Morgenstern

Der Hecht

Ein Hecht, vom heiligen Antón
bekehrt, beschloss, samt Frau und Sohn,
am vegetarischen Gedanken
moralisch sich emporzuranken.

Er aß seit jenem nur noch dies:
Seegras, Seerose und Seegrieß.
Doch Grieß, Gras, Rose floss, o Graus,
entsetzlich wieder hinten aus.

Der ganze Teich ward angesteckt.
Fünfhundert Fische sind verreckt.
Doch Sankt Antón, gerufen eilig,
sprach nichts als: »Heilig! heilig! heilig!«

Literaturhinweise:

„Der Darm funktioniert wie ein Gemüsegarten" von Dr. med. Ulrich Mohr – den Artikel findest Du im Internet.

„Der chronische Darmschaden" und „Wir fressen uns zu Tode" siehe Literaturverzeichnis

„Gesundheit auch für Dich" – 100 ermutigende Erfahrungsberichte mit Rohkost", Infovita Verlag Günter

„Sanfte Wege zur Lichtnahrung" - Von Prana leben und weiterhin das Essen genießen von <u>Jasmuheen</u>

Der Schatz aus dem Wald:
Das Geheimnis des Zunderschwamms

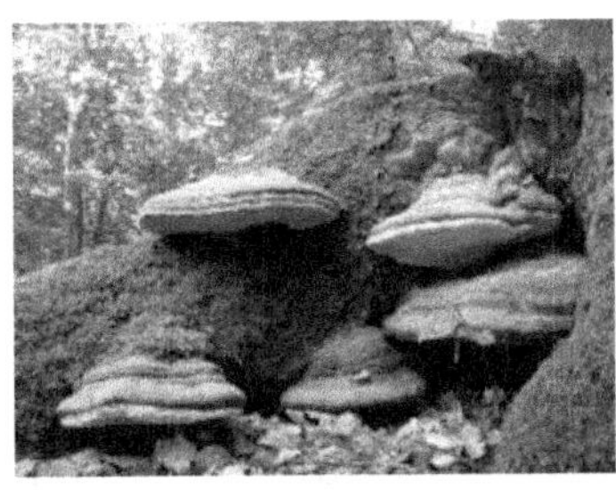

Der Zunderschwamm ist ein nachwachsender Rohstoff, der in unseren gemäßigten Zonen vom Ural bis zu den Pyrenäen, also auch in unseren Wäldern wächst. Er wird bis zu 30 Jahre alt. Das Wertvollste am Zunderschwamm sind die Zellwände der Zunderschicht, die aus Glucan, Chitin und Melanin bestehen.

Jahrzehntelange Forschung hat es möglich gemacht, diese kostbare Wirkstoffkette aus dem Zunderschwamm herauszulösen. Wellness, Schönheit, Vitalität, geistiges und körperliches Wohlbefinden, all die Dinge, die sich jeder Mensch wünscht, konzentriert in einem einzigen Wirkstoff.

Prof. Dr. Leontij F. Gorovoj gilt als Urvater und Entwickler dieses Wirkstoffes. Als Wissenschaftler und Leiter des Zellbiologischen Instituts der Akademie der Wissenschaften in Kiew blickt er auf über 30 Jahre Erfahrung und Forschungsarbeit zurück.

1991 erfolgte die Patenterteilung über das einmalige Herstellungsverfahren dieses Wirkstoffs unter der Bezeichnung „GFP-Komplex". Seither gibt es auf internationalen Fachkongressen und in Wissenschaftsjournalen über 150 Veröffentlichungen.

Der „GFP-Komplex" besteht allein aus der Zellwand des Zunderschwamms. Dabei wird der Innenbereich der Zelle und die Zellwand voneinander getrennt. Die Zellwand bleibt durch ein aufwändiges, kaltes Verfahren in ihrer natürlichen Form als Hohlfaser erhalten und bildet eine einzigartige Wirkstoffkette aus **1,3/1,6-ß-D-Glucan-Chitin-Melanin**. Die synergetische Wirkung auf molekularer Ebene entfaltet dort im Körper ihre Wirkung, wo es nötig ist.

Die Natur ist intelligent. Die einzelnen Moleküle arbeiten im Team, jedes auf seine Art. Sie binden durch ihre Anziehungs- und Bindungskraft auf Ihrem Weg durch den Körper, was ihnen begegnet. Das ist je nach Innenleben höchst individuell. Aufgrund der beachtlichen Forschungsergebnisse wurden in der Folge von der Pharmaindustrie die Einzelstoffe extrahiert, die auch sehr wirksam sind und worüber es viele pharmakologische Studien gibt, doch die komplexe Wirkung der noch intakten Dreierkette des GFP-Komplexes ist unübertroffen.

Eine Vision ist Wirklichkeit geworden

Der GFP–Komplex ist ein Fasergebilde, das in Wasser verrührt getrunken werden kann oder auch äußerlich zur Wundheilung aufgelegt werden kann. Schon Hippokrates wusste um die heilenden Kräfte des Zunderschwamms. Der GFP-Komplex ist weder wasser- noch säurelöslich. Er passiert die Speiseröhre und den Magen und wirkt bereits auf diesem Wege durch seine molekulare Anziehungskraft, bevor er im Darm sein größtes Wirkungsfeld erreicht. Er reinigt und entsäuert Gewebe bis in die entlegensten Teile des Körpers.

Im Gehirn wirkt er ebenso klärend, denn Ablagerungen im Synapsen-Spalt können die ursprüngliche Wirkungsweise der körpereigenen Botenstoffe behindern. Hier gibt es bei jedem Menschen genug, was der bindungshungrige GFP-Komplex mitnehmen kann. Durch den natürlichen Stoffwechsel gelangt der GFP-Komplex in die Blutbahn und in die anderen Organe. Ausgeschieden werden die – wie kleine Frachtschiffe beladenen – Moleküle durch die natürliche Verdauung über die Nieren und den Darm.

Ein Gramm der Zellwand des Zunderschwammes besitzt die Fähigkeit, auf 1000 m² anzuhaften und dort seine Wirkung zu entfalten. Er ist ein unermüdlicher Helfer, uns heute von dem zu befreien, was uns eines Tages zu viel werden könnte. Jeder hat seine individuellen Grenzen. Wenn diese überschritten werden, reagiert der Körper mit Krankheit. Darum häufen sich im Alter die Beschwerden.

Die Einzelstoffe und ihre Wirkungsweise

Zu den verschiedenen Einzelstoffen gibt es im Internet eine Vielzahl an Forschungen und Anwendungsgebieten. Im GFP-Komplex haben wir hingegen den synergetischen Effekt der natürlich erhaltenen Dreierkette Glucan/Chitin/Melanin, die die Wirksamkeit der Einzelstoffe bei weitem übersteigt.

Glucane sind Makromoleküle, die aus Glucose bestehen. Es gehören zahlreiche Sorten zur Stoffklasse der Glucane. Der größte Unterschied besteht in der Wirksamkeit der Glucane. Im GFP-Komplex finden wir 1,3/1,6-ß-D-Glucan. Nach neuesten experimentellen, wissenschaftlichen Erkenntnissen ist es einer der wirksamsten biotischen Aktivatoren.

Es stärkt das Immunsystem von Mensch und Tier. Hingegen zeigen zum Beispiel 1,4-ß-D Glucane in Versuchen keinerlei solche Wirkungen und Effekte.

Für die immunstimulierende Wirkung von 1,3/1,6-ß-D-Glucan ist dessen chemischer Aufbau, d. h. 1,3-verknüpfte Verzweigungen ausschlaggebend. Das 1,3/1,6-ß-D-Glucan im GFP Komplex bringt zusätzlich den synergetischen Effekt durch Chitin und Melanin mit sich und wirkt dadurch bis zu zehnmal stärker als allein!

Wie wirkt 1,3/1,6-ß-D-Glucan?*

Eine wesentliche Komponente des Immunsystems sind die Makrophagen, die eindringende Bakterien mittels Phagozytose direkt auflösen können. Makrophagen sind ständig an der Entgiftung des Körpers und der Darmflora beteiligt und haben eine anti-infektiöse und tumor-protektive Wirkung.

Außerdem setzen sie wichtige Enzyme, Proteine und Lipide frei, die dann mit anderen Zellen des Immunsystems kommunizieren. Zu diesen Zellen gehören B-Lymphozyten und T-Lymphozyten, die Bestandteil des Abwehrsystems sind.

In den letzten Jahren wurden an Makrophagen spezifische Rezeptorstellen für das Beta-1,3/1,6-Glucan-Molekül entdeckt.

Dockt das Beta-1,3/1,6-Glucan-Molekül an diese Rezeptorstelle an, stärkt es damit die Makrophage und macht sie "scharf". Mögliche Angreifer werden erkannt, und das angeborene Immunsystem tritt in Aktion. Darüber hinaus wird mit Hilfe von Botenstoffen auch die Abwehr des erworbenen Immunsystems ausgelöst.

An der Wundheilung sind die weißen Blutzellen entscheidend beteiligt, und insbesondere die Makrophagen spielen durch Absonderung von wachstumsregulierenden und blutgefäßbildenden Peptiden und durch das Abräumen abgestorbener Zellen und Gewebebruchstücke eine dominierende Rolle. In der Haut agiert eine Teilpopulation der Makrophagen, die sog. Langerhans-Zellen. Sie befinden sich direkt unter der Epidermis.

Auch ihre Aktivität wird durch Beta-Glucan gesteuert. Sie produzieren Kollagen, beschleunigen die Wundheilungszeit und verbessern die Wundheilung.

http://orthoknowledge.eu/wissenschaftliche-informationen-uber-beta-glucan-curcumin-zink-vitamin-c/ (Quelle)

(1,3),(1,6)-ß-D-Glucan kann

- bei Diabetes regulierend wirken
- die Wundheilung deutlich fördern
- Entzündungen hemmen
- zellerneuernd wirken
- immunmodellierend eingreifen
- immunstabilisierend wirken
- das allgemeine Wohlbefinden fördern
- die Leistungskraft enorm steigern
- das Immunsystem in der Haut stärken

Chitin ist bekannt durch die Chelat-Therapie. Im GFP-Komplex wird es allerdings nicht aus tierischen Abfällen (von Krustentieren) produziert, sondern ist in der Zellwand des Zunderschwamms enthalten. Es ist demzufolge nicht schwermetallbelastet.

Chitin kann

- auf natürliche Weise die Fettanreicherung im Körper hemmen
- Schwermetalle binden und abführen
- antibakteriell wirken
- der schnellen Wundheilung dienen
- den Cholesterinspiegel regulieren
- der Arteriosklerose entgegenwirken

Melanin ist ein starkes Antioxidans und wirkt auch in der Haut als Verteidigungsfront. Ein Melanin-Molekül kann bis zu 30 freie Radikale einfangen und somit unschädlich machen. Melanin kann als absolut natürlicher Wirkstoff die Hautalterung hemmen und das Hautbild sichtbar verschönern.

Es bietet eine natürliche Schutzbarriere gegen Sonnenstrahlen durch mehr Farbpigmente in der Haut und kann einen gesunden Teint verleihen. Dabei schützt Melanin im Speziellen die Lederhaut und ist somit ein sehr effektiver Schutz gegen Hautalterung. Das kommt den blonden und empfindlichen Hauttypen bei Sonnenbad sehr entgegen.

Melanin kann

- sehr stark antioxidativ wirken
- vor schädlichen Sonnenstrahlen schützen
- im Speziellen die Lederhaut schützen
- ein effektiver Schutz gegen Hautalterung sein
- als Infektionsvorbeugung dienen
- Haare und Nägel stärken
- dem vorzeitigen Verlust der Haarfarbe entgegenwirken

Gemeinsam können die drei natürlich noch viel mehr. Denn ein Team ist immer stärker als ein Einzelkämpfer!

Der GFP-Komplex kann dazu beitragen,

- den Darm von Candida zu befreien
- das Säure-Basen-Gleichgewicht zu halten
- freie Radikale einzufangen
- dass Wunden rascher heilen
- Entzündungen zu hemmen
- trockene und fettige Haut zu normalisieren
- die Haut strahlender erscheinen zu lassen
- die Leber zu entgiften
- den Cholesterinspiegel zu regulieren
- Arteriosklerose vorzubeugen
- Sodbrennen zu reduzieren
- Schwermetalle zu binden
- Haare und Nägel zu stärken
- die Bioverfügbarkeit von Vitalstoffen zu erhöhen
- Herpes zum Verschwinden zu bringen
- die Produktion von Immunzellen zu stimulieren
- die Fettanreicherung zu hemmen
- schneller und besser Muskeln aufzubauen
- höhere Lebensqualität, Wohlbefinden, Leistungskraft und Vitalität zu erreichen

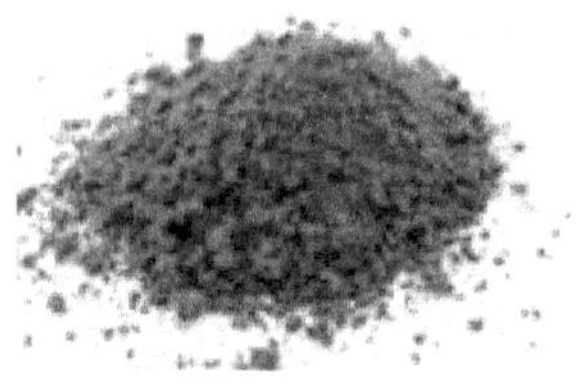

Je einen Teelöffel voll in ¼ Liter Wasser einrühren und trinken – es ist so einfach

Buchhinweis:
„Der Zunderschwamm und das Geheimnis des GFP-Komplexes" mit div. Studien und Fallbeispielen von Dr. Liudmila Kalitukha im La Luz de Mallorca Verlag

Meine Dates
mit „Bruder Baum"

„Steh auf, Mupsi! Wir gehen jetzt!" Die Stimme, die das sagte, gehörte meinem Vater. Und „Mupsi" nannten mich nur meine Eltern und meine Oma während der Kindergartenzeit. Es war halb fünf Uhr früh im August 1949, als mich mein Vater zum ersten Mal so zeitig in der Früh in den Wald mitnahm – mein erstes Date mit „Bruder Baum".

„Jetzt können wir noch Rehe sehen!", motivierte er mich, und es funktionierte. Sofort stand ich auf, zog mich an, und wir marschierten rauf in den „Hochbrand", dem Wunderwald von Klausen-Leopoldsdorf im Wienerwald. Rehe sahen wir dort tatsächlich. Der Hauptgrund, warum mein Vater so früh wie möglich in den Wald ging, war aber ein anderer.

Denn solange das Licht noch diffus war, weil die Sonne noch nicht durch die Blätter der Bäume schien, waren die jungen Steinpilze viel besser sichtbar – und auch noch alle da! An diesem Morgen ging es aber nicht darum. Denn Schwammerln hatten wir schon genug zuhause – genauer: in unserer „Sommerfrische" im Gasthof zum Felsenkeller, wo meine Eltern jeden Sommer Urlaub machten.

Deshalb hatte mein Vater heute auch keinen Korb dabei, sondern nahm sich ausgiebig Zeit, mich in die Geheimnisse des Waldes einzuweihen. Zuerst zeigte er mir die Laub- und Nadelbäume in diesem Wald und die Merkmale, wie ich sie unterscheiden konnte. Anschließend waren dann doch die Schwammerln dran, die – wie ich damals schon erfuhr – mit den Bäumen eng zusammenarbeiten. *

Die begehrten Herren- und Steinpilze natürlich zuerst, dann die Butterpilze, die Birkenröhrlinge, die wir „Gashaxen" nannten, die Eierschwammerl, die Brätlinge, die Parasole und natürlich auch den giftigen Fliegenpilz und den noch viel gefährlicheren Knollenblätterpilz. Denn letzterer kann einem kleinen Parasol täuschend ähnlichsehen. Der einzige deutliche Unterschied ist der Ring am Stängel, der sich beim Parasol verschieben lässt, bei Knollenblätterpilz aber nicht.

Um diese Zeit war es im Wald noch merkwürdig still, und auch die Käfer und Schmetterlinge schliefen noch. Selbst die Vögel, deren Getriller den Wald erst etwas später erfüllte, waren noch ganz stumm. Das Einzige was zu hören war, war das Knistern der Bäume, das Rascheln der Blätter und das Summen der ersten Fliegen und Bienen.

*) Schau Dir das Video auf www.bruderbaum.org an!

Am nächsten Morgen gingen wir erst nach dem Frühstück in den Wald, und gleich danach in eine „Mass" – eine Lichtung, die nach der Schlägerung ganz der Natur überlassen wurde. Sie war voll mit jungen Buchen, Eichen und Linden, die ganz ohne Zutun des Menschen hier gedeihten, und noch mehr mit Himbeer- und Brombeersträuchern.

Um diese Zeit war der Wald ein völlig anderer als um fünf Uhr früh. Die Vögel zwitscherten, die Bienen summten, und auch schon die ersten Schmetterlinge erwachten aus ihrem Schlaf. Es roch nach Harz, nach Schwammerln und jetzt in der Mass natürlich vor allem nach Himbeeren.

Wir aßen so viele der köstlichen Beeren wie möglich und gingen dann zum Weidenbach, der so hieß, weil er vollständig mit Weiden und anderen Bäumen überwachsen war – die ideale Voraussetzung für kühles, kristallklares Wasser und – Forellen!

Forellen mit der Hand zu fangen ist eine hohe Kunst, die mein Vater aber bestens beherrschte und mir an diesem Vormittag zum ersten Mal zeigte. Das faszinierte mich derart, dass ich es gleich lernen wollte und selbst probierte, doch meine Hände waren noch zu klein und meine Finger zu kurz. Es gelang mir zwar mehrmals, eine Forelle zu fangen, aber festhalten konnte ich die glitschigen Fische nicht.

In den nächsten Sommerferien – da war ich bereits sieben – probierte ich es wieder, doch abermals vergebens. Weil Aufgeben aber schon damals nicht mein Ding war, kam mir eine verrückte Idee: Ich kitzelte die, hinter einem Stein im Wasser schwebende Forelle so lange ganz sanft am Maul, bis sie es aufmachte. Dann fuhr ich blitzschnell mit meinem Zeigefinger hinein und bei den Kiemen wieder raus, sodass die Forelle wie an einem Angelhaken an meinem Finger baumelte.

Das brachte mir zwar einen blutigen Zeigefinger ein, denn die kleinen Zähnchen der Forellen sind messerscharf, doch der Triumph, als Erstklässler mit der Hand eine 25 cm lange Forelle gefangen zu haben, machte das mehr als wett. Dieser ersten, so raffiniert gefangenen, Forelle sollten noch viele weitere folgen, was mir bald den Ruf des besten Forellenfischers weit und breit einbrachte und meinem Vater zwei Anzeigen – aber das ist eine andere Geschichte.

Denn noch viel mehr faszinierten mich die bunten Schmetterlinge, von denen es damals nur so wimmelte. Die Waldränder und Blumenwiesen waren voll mit kleinen und großen Waldportieren, Schillerfaltern und Pfauenaugen, Admiralen und

Kaisermänteln, Schwalbenschwänzen und Segelfaltern, Postillionen und Zitronenfaltern, Ochsenaugen, Bläulingen, Römerzahl, C-Falter, kleiner Fuchs und manchmal sogar einem Trauermantel.

Gleichzeitig schwirrten unzählige Heuschrecken mit verschiedenfarbigen Flügeln mehr oder weniger geräuschvoll über die Wiesen: die großen grünen, leisen mit ihren durchsichtigen Flügeln, die grauweiß gesprenkelten, dicken, flatternden mit ihren blauschwarzen Flügeln und die schwarz glänzenden, schlanken mit ihren feuerroten, knatternden Flügeln. Über die Wiesen zu gehen war wie das Erleben eines Feuerwerks, das nicht mehr aufhören wollte.

Dass das alles verschwunden ist, schmerzt mich heute jedes Mal, wenn ich über eine der farblosen, blumenlosen, leblosen Grassteppen gehe, die wir immer noch „Wiese" nennen.

Nicht verschwunden sind aber meine Erinnerungen an 13 fantastische Sommerferien, in denen ich bis zu meinem 18. Geburtstag jeweils zwei Monate lang in diesem Naturparadies leben und die unglaublichsten Geschichten erleben durfte. Danke! Danke! Danke!

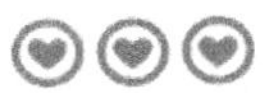

Mein nächstes Date

… hatte ich erst mit 24, und nicht primär mit „Bruder Baum“. Denn noch viel mehr hatte es mir die 19-jährige, dunkelhaarige, sonnengebräunte Tochter eines Bergwaldbauern in der Ramsau am Dachstein angetan, die ich dort am Schilift kennengelernt hatte. Ihre Anziehung war so groß, dass ich kurze Zeit später am Bauernhof ihrer Eltern Urlaub machte.

Und nun kommt „Bruder Baum“ ins Spiel. Denn das junge Mädchen mit dem strahlenden Lächeln zeigte mir bald, wie die Bergwaldbauern ihren Wald ständig verjüngen, obwohl ihnen das gar nichts „bringt“, sondern erst ihren Enkelkindern. Es war das erste Mal, dass ich mithelfen durften, junge Fichten zu pflanzen, und das in einer traumhaften Atmosphäre. Hätten wir alle so eine enkeltaugliche Einstellung, dann wäre unsere Welt um ein Vielfaches besser.

Zwei Jahre später verlor ich „Bruder Baum“ ganz aus den Augen, weil ich vollkommen damit beschäftigt war, mich von neuem zu verlieben und gleichzeitig Karriere in einem Elektrokonzern zu machen. Es war die beglückendste Zeit meines Lebens, denn es fiel mir alles, was ich mir je erträumt hatte, im wahrsten Sinne des Wortes in den Schoß.

Mit 29 war ich Leiter der Organisationsabteilung eines Konzernbetriebs mit rund 1.000 Angestellten und 2.000 Arbeitern – und wurde zum ersten Mal in meinem Leben in eine Intrige verwickelt: Mein steiler Aufstieg und die unbekümmerte Art, wie ich manchmal den Dienstweg umging, machten mich zur Bedrohung für einen „Kollegen", der auf den Sessel meines Chefs scharf war und den ich durch Nichtbeachtung seines Dossiers über die Computerzukunft des Unternehmens offenbar schwer beleidigt hatte.

Gottseitdank waren da auch noch „meine" Edeltraud und ihre Eltern, die im Kurort Sauerbrunn im Nordburgenland ein kleines Haus mit Garten ihr Eigen nannten. Fix und fertig von der intriganten Atmosphäre in der Firma hatte ich an den Wochenenden nichts anderes in den Sinn, als sofort in den dortigen „Zauberwald" zu gehen und zu relaxen.

In Sauerbrunn angekommen, zog ich daher jedes Mal sofort alles aus und marschierte in kurzen Hosen, einem T-Shirt und Sandalen schnurstracks in den Wald hinein. Denn 1976 bis 1979 (so lange dauerte mein Weg, bis ich mit einer dicken Abfertigung endlich einen Schlussstrich zog) waren der Wald und die Natur dort noch voller Leben.

Die Forststraße, die ich hinauf wanderte, war von einem kleinen, plätschernden Bach begleitet, an dessen Rand ich hie und da einen Feuersalamander erspähte und war von wilden Lupinen, Waldglockenblumen und Himbeersträuchern gesäumt.

Bienen, schillernde Fliegen und Libellen schwirrten durch die Luft und bunte Schmetterlinge tanzten den Bach entlang. Dazu kam noch der Duft der Blumen und der harzige Geruch der Fichten, die an den Rändern der sonnigen Waldstraße standen.

Den kurzen Berg hinauf und wieder runter reichten völlig aus, um meinem verwirrten Geist, meiner verwundeten Seele und meinem erschöpften Körper neues Leben einzuhauchen. Nach nur zwei Stunden im Zauberwald von Sauerbrunn war ich jedes Mal wie neu geboren – und bereit für die nächste „Schlacht".

Wälder mit so viel Leben gibt es in Österreich heute nur mehr ganz selten – und das ist sehr, sehr schade. Deshalb ist es eines meiner großen Träume und Ziele, mitzuhelfen, dass wieder mehr davon entstehen dürfen. Denn hätten wie mehr von solchen Wäldern, dann könnten wir uns so manches Krankenhaus ersparen. Denn ein lebendiger Wald ist das beste „Wundermittel". Mehr dazu am Schluss des Kapitels.

„Ham's a Bewilligung?"

„Ist die Platane beim Schwarzenbergplatz noch frei?" Kaum war die Pressekonferenz der Aktion „Baumpatenschaft" mit Gesundheitsminister Kurt Steyrer und Friedensreich Hundertwasser vorbei, klingelte auch schon das Telefon. Ja, sie war noch frei. Doch mein Versuch, die gelbe Schleife um den Stamm des mächtigen Baumes zu binden, kostete mich mein ganzes Geschick und meine volle Aufmerksamkeit.

„Ham's a Bewilligung?", hörte ich da plötzlich eine tiefe, strenge Männerstimme hinter mir sagen. Also brach ich meine „Mission impossible" ab, ließ den Baumriesen los und drehte mich um. Die Stimme gehörte einem erstaunlich kleinen, wohlgenährten Wiener Polizisten in dunkelgrüner Uniform, der nun breitbeinig mit an den Hüften gestützten Armen vor mir stand. „Kommen's mit auf die Wachstube!", schnauzte er mich an. Und da ich gut darauf vorbereitet war, ging ich einfach mit.

Begonnen hatte alles Anfang 1984 in der Hainburger Au. Dort sollte ein Donaukraftwerk gebaut werden. Gegen den erbitterten Widerstand der damals noch sehr mutigen Österreicher und Österreicherinnen.

Einige Monate lang gehörte ich auch dazu und lernte dabei eine Reihe großartiger Menschen kennen. Die Auwaldschützer hatten die Kronenzeitung hinter sich, und der ORF berichtete täglich relativ objektiv über das menschliche Drama in der Au. Parallel dazu begann schließlich das Gerangel um die besten Plätze bei der Gründung der nächsten „grünen" Partei. Das war für mich das Signal, etwas Konstruktiveres zu machen: die Aktion „Baumpatenschaft"!

Die Idee dazu kam mir auf der Wiener Ringstraße. Denn gut die Hälfte der alten, großen Linden, Kastanien und Platanen sahen erbärmlich aus. Jahrzehntelanges Salzstreuen, Wassermangel und viel zu kleine, steinhart getretenen Baumscheiben zeigten eine verheerende Wirkung. Also machte ich mich schlau, wie wir den kranken Bäumen helfen könnten und anschließend ein einfaches, aber kreatives Aktionskonzept für den damaligen Wiener Umweltstadtrat Peter Schieder.

Neben den alten Bäumen sollten drei Gruppen von der Aktion profitieren: Die Stadt Wien, drei bis vier arbeitslose Jugendliche und ein paar hundert Baumpaten, die dafür alles finanzieren sollten.

Da wir dafür die Zusammenarbeit mit den Wiener Stadtgartenamt brauchten, pilgerte ich als erstes zum Umweltreferat der Stadt Wien - bewaffnet mit einem kurzen Aktionskonzept, dem Entwurf eines Geleitsbriefes für das Stadtgartenamt und meiner überaus ansteckenden Begeisterung. So ansteckend, dass Peter Schieder sofort einwilligte und auf der Stelle den von mir vorbereiteten Geleitbrief unterfertigte. Dieser Brief war dann auch die „Bewilligung" für unsere Arbeit an den Alleebäumen, die ich auf der Polizeiwachstube herzeigte.

Als „Schlagobersgupf" für die Medien gewann ich den Maler Friedensreich Hundertwasser und Gesundheitsminister Dr. Kurt Steyrer als Ehrenschützer. Die erste Baumschleife brachten daher medienwirksam diese beiden an. Etwa ein Dutzend weitere Baumpatenschaften folgte noch am gleichen Tag. Die Woche danach war eher enttäuschend. Denn der „Andrang" der Baumpaten war bei weitem nicht so groß, als wir erwartet hatten.

Doch dann geschah das Wunder: Der Presse-Chef der Wiener Allianz rief an und bat uns um einen baldigen Termin. Die Versicherungsgesellschaft feierte gerade zwei Jubiläen: 25 Jahre Bestehen der Wiener Gruppe und 100 Jahre Konzern. Also kaufte die Wiener Allianz 125 Baumpatenschaften und zahlte uns dafür je 1.800 Schilling! Kaum waren die 125 Baumschleifen auf der Ringstraße zu sehen, klingelte abermals das Telefon: Die Donau Versicherung wollte für die 20 Bäume vor ihrem Stammhaus am Ring die Patenschaften übernehmen! Danach folgte Köck mit 30 Bäumen und noch ein paar andere Unternehmen.

Nachdem der erste Rummel vorbei war, pilgerte ich mit meinem Freund Walter von Künstler zu Künstler und anderen VIPs, um diese zu einer Baumpatenschaft zu bewegen. Besonders in Erinnerung geblieben sind mir André Heller, Ludwig Hirsch, Fritz Muliar, Ernst Fuchs, Erika Pluhar und Udo Proksch. Der kleine, bullige Demel-Chef war bereits pleite und wollte uns zunächst nur einen „Kleinen Braunen" spendieren. Schließlich fand er in seiner Jacke aber doch noch einen Tausender und steckte ihn uns zu.

Im Frühjahr 1985 schenkte uns ein Architekt die Fläche für einen großen Stand auf einer Einrichtungsmesse. Im Gegenzug mussten wir dafür sorgen, dass der Stand das Gesamtbild der Messe verschönert, was uns auch recht gut gelang.

Spaziergang mit Hannes Androsch

Kurz nachdem wir damit fertig waren, rief eine alte Freundin bei mir an und sagte, dass Dr. Hannes Androsch, der Generaldirektor der Creditanstalt (CA) und frühere Finanzminister der Republik Österreich, zufällig auf der Messe wäre. Wenn ich zum Tabakmuseum gehen und dort auf ihn warten würde, hätte er ein paar Minuten Zeit für mich.

Kaum war ich dort angekommen, ging auch schon eine Seitentür im Museum auf und Androsch betrat den Raum – begleitet von Beppo Mauhart, dem Chef der Austria Tabak Werke und neuen Präsidenten des Österreichischen Fußballbundes.

„Wo ist Ihr Stand?", fragte Androsch. „Ich führe Sie hin.", antwortete ich ebenso knapp. „Gut" erwiderte Androsch. „Während wir hingehen, können Sie mir alles erklären." Dann folgte ein Verkaufsgespräch, das weniger durch seine Professionalität als durch meine ansteckende Begeisterung glänzte – und vor allem durch meinen frechen Schluss-Satz:

„Es wäre doch eine Riesenblamage, wenn eine andere Bank die Patenschaft für die Bäume vor der CA übernimmt!" Androsch und Mauhart, die schon die ganze Zeit ihr Grinsen über meinen Eifer kaum verbergen konnten, lachten aus vollem Hals, und mir wurde leicht übel vor lauter Aufregung.

„Um wie viele Bäume geht es da?", frage Androsch schließlich. „Um 40", antwortete ich mit klopfendem Herzen. „In Ordnung", erwiderte Androsch. „Die Details besprechen Sie mit meiner Sekretärin."

Meine Aufgabe bei der Aktion war es, alles zu organisieren und so viele Baumpatenschaften wie nur möglich zu verkaufen. Parallel dazu „behandelten" die Jugendlichen, denen wir zwei Jahre lang eine Arbeit im Freien verschafften, gemeinsam mit dem Stadtgartenamt die kranken Alleebäume am Ring.

Zuerst wurden die Baumscheiben vergrößert, dann mit der sogenannten „Kali-Wäsche" das Salz aus dem Boden entfernt und dafür Naturdünger eingebracht. Die ersten Erfolge sahen wir bereits im nächsten Frühjahr – sowohl bei den Aufnahmen mit der Wärmebildkamera als auch mit freiem Auge.

Doch jede Aktion hat einmal ein Ende. Denn der damalige Wiener Bürgermeister Dr. Helmut Zilk wurde von seinen Besuchern immer wieder gefragt, was denn die gelben Baumschleifen auf der Ringstraße bedeuten würden. Und danach, warum die Stadt Wien eine private Initiative brauche, um ihre Stadtbäume zu sanieren. Diese Fragen gingen Zilk mit der Zeit so auf die Nerven, dass er uns nach zwei Jahren bat, die Aktion zu beenden. Versüßt wurde uns das abrupte Ende mit einer Spende von 50.000 Schilling, die wir dringend für die Auszahlung von bereits fälligen Gehältern brauchten – und mit einem „heiligen Versprechen", das auch eingehalten wurde:

Die Stadt Wien startete ein eigenes, viel größeres Baumsanierungsprojekt mit einem Budget von 60 Millionen Schilling! Für mehr als 2.000 Alleebäume auf der Ringstraße wurde eine Bewässerungsanlage gebaut. Außerdem wurde der Boden in den Wurzelbereichen gelockert und die nährstoffarme Erde durch frische ersetzt, usw., usw.

Das Beste aber ist, dass die einfache Idee der Baumpatenschaft bald auch von anderen Initiativen aufgegriffen wurde und bis heute so lebendig ist wie am ersten Tag! Mehr dazu bei www.bruderbaum.org

Während der Aktion „Baumpatenschaft" lernte ich eine Reihe interessanter Menschen kennen: Den Hersteller des Humusaktivators „Biovin" Peter Schneider, den Wissenschaftler Dr. Gernot Graefe und Maria Felsenreich, die eine brillante Idee zur Sanierung von kranken Wäldern hatte. Biovin besteht aus gemahlenem Traubentrester (Kerne und Schalen), der in einer heißen Rotte fermentiert wird.

Mit der Anleitung von Maria und Gernot ließen wir nach Bodenproben in sechs verschiedenen Waldstücken das Biovin mit einem, dem jeweiligen Boden angepassten Gesteinsmehl vermengen. Anschließend ließen wir dieses Gemisch von Schulkindern im jeweiligen Waldstück ausstreuen: ein Festessen für die Mykorrhiza! So heißt das unterirdische Geflecht der Waldpilze, das die Spitzen der Baumwurzeln wie ein Handschuh umschließt und mit diesen in einem lebenswichtigen symbiotischen Austausch steht.

Zur Ermöglichung der **sechs Waldhilfemodelle** hatte ich einen alles entscheidender Termin mit einer sehr einflussreichen Persönlichkeit. Um rechtzeitig da zu sein, war ich gezwungen, vier skurrile Stunden in einem Salzburger Nachtlokal auszuharren – doch dieses Opfer brachte ich gern. Denn schon nach einer

Woche erhielt ich wieder einen „Geleitbrief". Dieser Brief öffnete mir die Türen einiger großen Banken und Versicherungen. Die ließen sich nicht lumpen und spendeten je 50.000 Schilling an die Umweltinitiative BRUDER BAUM. Und damit konnte ein Waldhilfemodell nach dem anderen finanziert werden. Mehr über zwei dieser Modelle und über einen Teil der anderen Aktionen von BRUDER BAUM findest Du bei www.bruderbaum.org. Nichts findest du dort über die Aktion „Trockenklima-Bäume", mit der wir eindeutig zu früh dran waren und sie daher abbrechen mussten.

Alles in allem haben wir viel erreicht, noch mehr dazugelernt und viele wertvolle Erfahrungen gemacht, die in unser nächstes großes Vorhaben einfließen werden: in die Aktion „Lebensbaum".

Es ist uns klar, dass wie keine Wälder „erschaffen" können. Das kann nur die Natur. Sehr wohl können wir aber die bestmöglichen Voraussetzungen schaffen, damit die Natur „schneller vorankommt". Denn es gilt auch bei dieser Aktion die alte Weisheit:

„Mach einen Schritt mit der Natur,
und die Natur macht 10 Schritte für dich!"

Die Aktion „Lebensbaum"

„Wenn ich wüsste, dass morgen die Welt unterginge, würde ich heute noch ein Apfelbäumchen pflanzen." (Martin Luther)

Die Herausforderung

Alle reden über den Klimawandel, doch kaum jemand redet über unsere wichtigste „Klimaanlage", den Wald. In jede Minute werden 42 Fußballfelder Regenwald abgeholzt und gerodet – primär für Rinderweiden und den Anbau von Futtermitteln für unsere heimischen Rinder, Schweine und Geflügel.

Ein gesunder Waldboden ist imstande, riesige Wassermengen zu speichern. Fehlt der Wald, gelangt dieses Wasser in die Atmosphäre und trägt ein Vielfaches zum Treibhauseffekt bei, als das „böse" CO_2.[*]

Viele Kinder wachsen auf, ohne die Wunderwelt des Waldes jemals zu erleben. Das schadet nicht nur ihrer Entwicklung und ihrem Verständnis für die Bedeutung des Waldes, sondern auch dem lokalen, regionalen und globalen Klima. Denn waldloses Land erodiert ständig und wird langfristig zur Steppe.

**) das gilt auch für die Bodenverdichtung und -versiegelung.*

Was können wir tun?

**a) So weitermachen wie bisher   oder
b) weniger Fleisch essen UND für unsere Kinder
viele neue Wälder entstehen lassen!**

Bäume „schlucken" während der Photosynthese jede
Menge CO2 und erzeugen gleichzeitig Sauerstoff. Ein
Laubwald produziert jährlich 15 Tonnen Sauerstoff pro Hektar, Nadelwälder kommen sogar auf 30
Tonnen. Eine etwa 150 Jahre alte Buche produziert
täglich 11.000 Liter Sauerstoff. Davon kann ein
Erwachsener mehr als 13 Jahre lang atmen. Auch für
den lokalen und regionalen Wasserhaushalt spielen
lebendige Wälder eine entscheidende Rolle.

Was wäre, wenn ...

- **jedes Kind seinen „Lebensbaum" hätte,**
- **jede Gemeinde ihren Märchenwald u.**
- **jeder Mensch einen „grünen" Bruder?**

Je reicher ein Land an lebendigen Wäldern ist, desto
höher ist die Lebensqualität in diesem Land. Eine
Reihe alter Kulturen, die das grob missachteten und
auf Teufel komm raus ihre Wälder für den Haus- und
Schiffsbau abholzten, verschwanden wenige Jahrzehnte später von der Landkarte.

Was gibt es bereits?

- die Baumpatenschafts- und Waldhilfemodelle der Umweltinitiative „Bruder Baum"
- internationale Waldschutz- und Aufforstungsprojekte, vor allem in den Tropen
- den Wald der Jungwienerinnen und Jungwiener der Gemeinde Wien
- diverse Modelle, aus totgeweihten Fichten-Monokulturen Mischwälder zu machen

Ein Beispiel: Forstdirektors Herbert Schmid vom Stift Altenburg setzt auf die Hilfe des Eichelhähers und legt auf 100 erhöhten Futtertischen Eicheln auf. Die Eichelhäher machen dann das, was sie immer bei einem Überangebot an Eicheln tun: Sie vergraben sie im Boden – und daraus entstehen dann viele kleine Eichenbäume, die mit der Zeit immer größer werden.

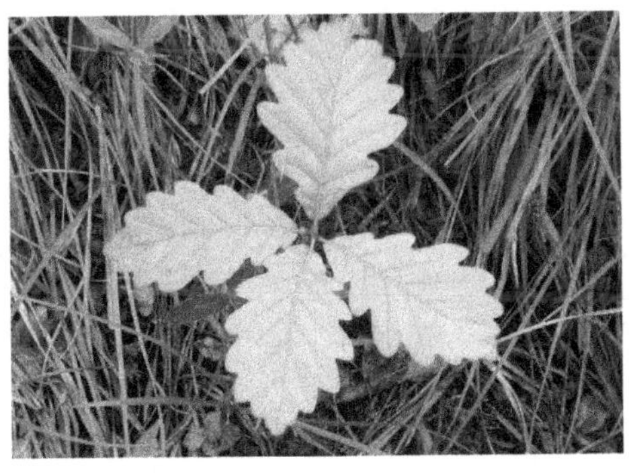

BRUDERBAUM

Aktion „Lebensbaum“

Jedem Kind seinen Baum

Jeder Gemeinde ihren Wald

URKUNDE

über eine Patenschaft für den

Lebensbaum

von

Raphael Gmeiner

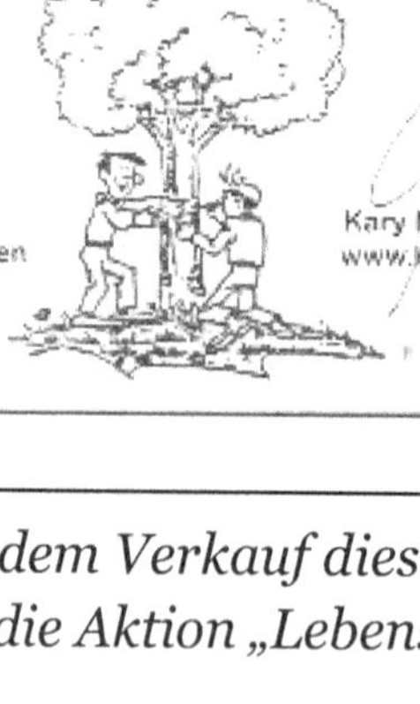

Mödling, im Juni 2021
Güssing ~ Mödling ~ Wien

Kary Nowak, Gründer
www.bruderbaum.org

Der Reinerlös aus dem Verkauf dieses Buchs fließt zu Gänze in die Aktion „Lebensbaum“.

Die Lösung im Detail

- Klimabesorgte Eltern übernehmen für ihre Kinder die Patenschaft für je einen Baum.
- Großeltern können es für ihre Enkel tun und Firmen für die Kinder ihrer Mitarbeiter.
- Erwachsene können auch selbst eine Baumpatenschaft übernehmen
- Schulkinder pflanzen für jeden Baumpaten einen Jungbaum auf Gemeindegrund.
- Die Initiative „Bruder Baum" und deren Partner übernehmen die Pflege und
- alles andere, wie Boden verbessern, Beeren- und Haselnusssträucher pflanzen, Wald- und Wiesenblumen setzen, Bienenhotels, etc.,
- sodass daraus nach und nach ein erlebnisreiches Wald- und Wiesenbiotop entsteht, mit Bienen, Käfern und Schmetterlingen, verschiedenen Vögeln u. a. kleinen Tieren
- Auch Wirtschaftswälder können auf diese Weise wieder lebendig gemacht werden.
- Alle Baumpaten (auch jene, die selbst Bäume pflanzen) bekommen e. Patenschaftsurkunde.
- Kinderfreundliche und umweltbewusste Medien unterstützen die Aktion beim Start und berichten über die Pflanzaktionen.

181

Alle gewinnen!

- Die Kinder, Jugendlichen und Erwachsenen vor Ort erleben mit, wie in ihrem Wald von Monat zu Monat mehr Bäume, Sträucher, Blumen, Schmetterlinge, Bienen, Singvögel und andere kleine Tiere dazukommen.

- Das lokale Klima wird feuchter, kühler, milder und weniger windig, die Luft reiner und immer mehr erfüllt vom wohligen Duft der Blüten, Blumen und Beeren.

- Die jungen Baumpaten, ihre Eltern und Großeltern, die beteiligten Unternehmen und Schulklassen können regelmäßig nachsehen, wie ihre Investition in den Wiederaufbau der Natur von Jahr zu Jahr mehr Früchte trägt.

- Die Helfer und Helferinnen der Initiative „Bruder Baum" tun genau das, was sie am meisten lieben und bekommen dafür eine angemessene Aufwandsentschädigung.

- Unternehmen, die sich an der Aktion beteiligen, bekommen dafür Medienpräsenz.

- Einige Medien bauen ihr kinder- und jugendfreundliches, gesundheitsförderndes und umweltbewusstes Image weiter aus und gewinnen dadurch mehr Zuseher bzw. Leser.

Die nächsten Schritte

- Eine besonders klimabewusste, kinderfreundliche Gemeinde entscheidet sich, den Aufbau des ersten Wald- und Wiesenbiotops tatkräftig zu unterstützen.
- Die Initiative „Bruder Baum" schafft alle organisatorischen Voraussetzungen für die Übernahme der erstem Baumpatenschaften und Baumpflanz- und Waldpflegearbeiten.
- Klimabewusste und kinderfreundliche Medien unterstützen die Aktion „Lebensbaum" bei der Bekanntmachung des ersten Projekts und berichten über alle Pflanzaktionen mit Schulkindern vor Ort.
- Aktuelles dazu bei www.bruderbaum.org

Die große Vision:

Jedem Kind seinen Baum
Jeder Gemeinde ihren Wald

„Keine Armee der Welt kann sich einer Idee widersetzen, deren Zeit gekommen ist."
(Victor Hugo)

Literaturhinweise

BARTUSSEK, Alfred: Der chronische Darmschaden:
Diagn. der Gesundheit und Therapie nach Dr. F.X. Mayr
BREUSS Rudolf: Krebs, Leukämie u.a. scheinbar
unheilbare Krankheiten mit natürlichen Mitteln heilbar
CARNEGIE Dale: Sorge dich nicht – LEBE! Fischer TB
EGLI René: Das LOL²A-Prinzip, Editions d'Olt
HACKETHAL Julius: Operation - ja oder nein? Lübbe V.
HAMER Geerd Ryke: Krebs: Krankheit der Seele –
Kurzschluss im Gehirn, Amici di Dirk Verlag

NOWAK Kary: Krebsheiler packen aus (vergriffen)
NOWAK Kary: Der Krebsheiler Report, Die Silberschnur
NOWAK Kary: Der Schuld- und Sühne Unfug – und wie
wir ihn beenden, Bücher mit Herz Verlag
NOWAK Kary: 3 Wege zum Glücklichsein –
Bücher mit Herz Verlag

TEPPERWEIN Kurt: Die geistigen Gesetze, Goldmann
SCHATALOVA Galina: Wir fressen uns zu Tode, Goldmann
WEBER Walter: Die Seele heilt den Menschen, Herbig
WOHLLEBEN Peter: Das geheime Leben der Bäume,
Was sie fühlen, wie sie kommunizieren ..., Heyne

ARTE Doku „Profiteure der Angst" (2009), YouTube
www.AUF1.tv, www.kla.tv, www.wochenblick.at

*Literaturhinweise u.a. Quellen, die bereits bei den
Artikeln genannt wurden, sich hier nicht aufgeführt.*

Ich danke Dir ...

- für Deine Fragen zu den einzelnen Botschaften, und Anregungen, falls etwas nicht klar genug ist.
- für Deine Anregungen, was wir bei der nächsten Auflage noch besser machen können.
- und für das TEILEN dieses Buches, seiner Geschichten und Botschaften mit anderen.
- Nimm es mit in die Bahn, in die U-Bahn, in den Bus, ins Kaffeehaus und überall dorthin, wo Du warten musst, damit es viele Menschen sehen.
- Mach zwei Menschen in Deinem Umfeld eine Freude und schenk ihnen dieses Buch auch ganz ohne Anlass! Nutze die Magie des Gebens und fördere gleichzeitig die Aktion „Lebensbaum"!
- Hilf mit, dass tausende Menschen sich von den Botschaften, Geschichten und Anregungen in diesem Buch inspirieren lassen und so immer mehr Liebe, Freiheit und Frieden ernten!

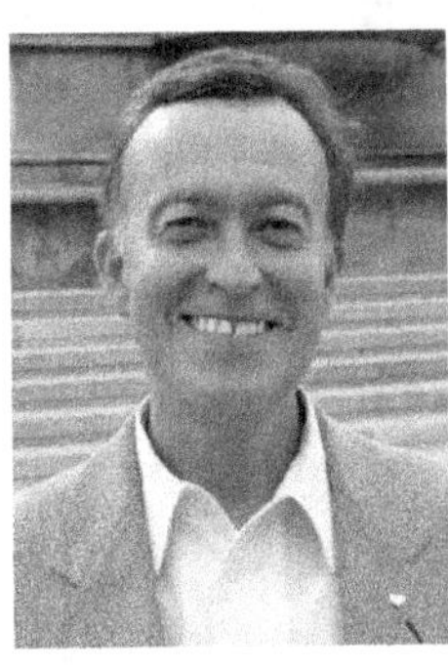

Kary Nowak, Organisator,
Autor, Netzwerker und
Selfness-Trainer
E-Mail:
kary.nowak@bruderbaum.org
Telefon: 0043 699 1303 3030

Über den Autor

Kary Nowak hat am 29. August 1943 in Wien das Licht der Welt erblickt und ist auch dort aufgewachsen. Er hat mit seiner Frau Edeltraud drei erwachsene Kinder und lebt in Mödling, der Perle des Wienerwalds. 1978 organisierte er seine erste Bürgerinitiative – gegen die Inbetriebnahme des Atomkraftwerks Zwentendorf – und hat damit zur Atomkraft-Freiheit Österreichs beigetragen.

1981 entdeckte er seine Lust am Schreiben, gründete die Öko-Zeitschrift „Besser Leben – anders leben" und war fünf Jahre lang deren Chefredakteur, danach einige Jahre lang Chefredakteur der Zeitschrift „Natur & Gesundheit". 1984 organisierte Nowak gemeinsam mit dem Wiener Stadtgartenamt die Aktion „Baumpatenschaft" die das erste Wiener Stadtbaum-Sanierungsprogramm auslöste und zur Gründung der Umweltorganisation „Bruder Baum" führte.

Nach sechs Waldhilfemodellen organisierte Kary Nowak mit seinem Team 1990 die große Wassertestaktion „Nitrat im Trinkwasser" mit rund 500.000 Testvorgängen und über 2.000 Medienberichten.

Diese Aktion führte zur Halbierung der gesetzlichen Grenzwerte für Nitrat im Trinkwasser und zu einer drastischen Absenkung des Kunstdüngereinsatzes in Österreich – mehr bei www.bruderbaum.org

Als überzeugter Friedensaktivist organisierte Kary Nowak 1995/96 das Neutralitätsvolksbegehren und trat bei den Bundespräsidentschaftswahlen 1998 als unabhängiger und zunächst einziger Kandidat für die Neutralität Österreichs an. Ergebnis: Der damals zwischen den Großparteien bereits fix paktierte Beitritt Österreichs zur NATO wurde fallen gelassen.

1992 verfasste der Autor sein erstes Buch, den Bestseller „Krebsheiler packen aus". 1997 folgte der Science-Fiction Roman „Friedenskrieg" und im Jahr 2000 die Fibel „Das IDEALprogramm, dein Führerschein zum Glücklichsein."

2007 entstand das Buch „Die sieben Geheimnisse der Reichen" und das dazugehörige Selfness- und Kommunikationstraining „Ja, du kannst es!" sowie verschiedene andere Trainings und Workshops. 2019 erschienen bei BoD die Bücher „Eva ist unschuldig" und „Die 9 Schlüssel zum Paradies!" (die weitgehend inhaltsgleich mit dem „Schuld- und Sühneunfug" sind) und 2020 das kleine Taschenbuch „3 Wege zum Glücklichsein" – mehr bei www.jungbrunnen-methode.com + www.bruderbaum.org

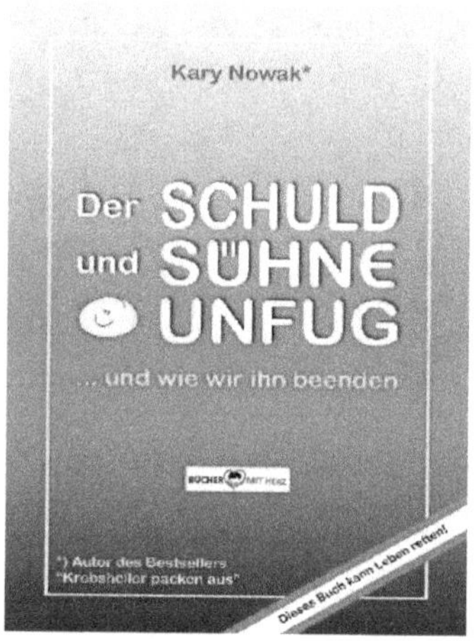

Jeder Mensch hat eine leichte bis starke Neigung zur Selbstbestrafung, die ihn daran hindert, dauerhaft vital und gesund zu sein. Ich habe dieses Phänomen 40 Jahre lang beobachtet und ihm schließlich den Namen „Schuld- und Sühne-Programm" gegeben.

Mit den Jahren habe ich herausgefunden, wie dieses Programm entsteht und was es alles anrichten kann: Unfälle, Krankheiten, Verlust des Jobs, eines Freundes, eines Kunden, des Partners ...

Die Geschichten in meinem Buch zeigen Dir, wie Du Dich von diesem „Spielverderber" befreien kannst – und was Du unbedingt vermeiden musst, damit Deine Kinder von ihm verschont bleiben. Mit Herz und Verstand angewendet ist dieses Buch ein Schatz!

Aus dem Inhalt

Erhältllich bei www.amazon.de und im Buchhandel

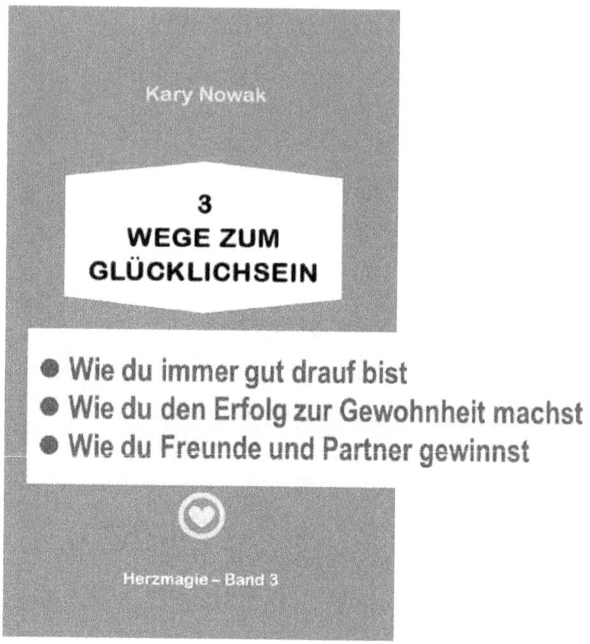

Hast du es satt,
+ immer wieder deine gute Laune zu verlieren?
+ nur hie und da so richtig erfolgreich zu sein?
+ keine wahren Freunde/keine Freundin zu haben?

Hast du Sehnsucht
+ nach mehr Harmonie, Spaß und Zufriedenheit?
+ nach den Geheimrezepten der Erfolgreichen?
+ nach einem Partner / einer Partnerin fürs Leben?

Dann ist dieses unterhaltsame und zugleich
lehrreiche Trainingsbuch für dich genau richtig!

Aus dem Inhalt

Erhältlich bei www.BoD.de und im Buchhandel